Guide pratique

De l'électricité biocompatible

Pollutions électromagnétiques

Claude Bossard

Photos : Régis Leplat et Claude Bossard

Dessins : Bélom

Editions Des Dessins et des Mots

L'AUTEUR

Claude Bossard est électricien. Il s'est spécialisé dans les environnements électromagnétiques depuis 1996, après un stage à l'INSA (Institut national de sciences appliquées) de Lyon avec le Professeur Roger Santini. Depuis dix ans, il a réalisé de nombreuses installations électriques biocompatibles et effectué des centaines de mesures de champs électromagnétiques (CEM), surtout dans les habitations et les bâtiments d'élevage. Après le diagnostic, il apporte des solutions aux problèmes constatés. Il a étudié et expérimenté les différents moyens de protection contre les champs électromagnétiques. Il a fait des études de nombreux projets pour déterminer les moyens appropriés pour se préserver et se protéger des CEM. Il organise et anime des formations spécifiques. Il vends aussi les appareils de mesure et les produits de protection.

CONTACTS

☞ Claude Bossard

4, rue de Haute-Bretagne
35380 Treffendel
Tél./fax : 02 99 61 05 24
Courriel : claudebossard@electromagnetique.com
Site internet : www.electromagnetique.com

☞ Réseau ALTERRELEC

Ce réseau regroupe des électriciens qui mettent en pratique les principes de l'électricité biocompatible et/ou privilégient les énergies renouvelables et les économies d'énergie.
Pour compléter la liste, nous accueillons les électriciens intéressés par la démarche, qui réalisent ou qui souhaitent réaliser des installations biocompatibles. La formation et l'assistance sont assurées.

Qui serait assez téméraire pour affirmer
que nous connaissons et percevons toutes les forces,
toutes les ondes et tous les moyens de communication ?

[Hubert Reeves]

SOMMAIRE

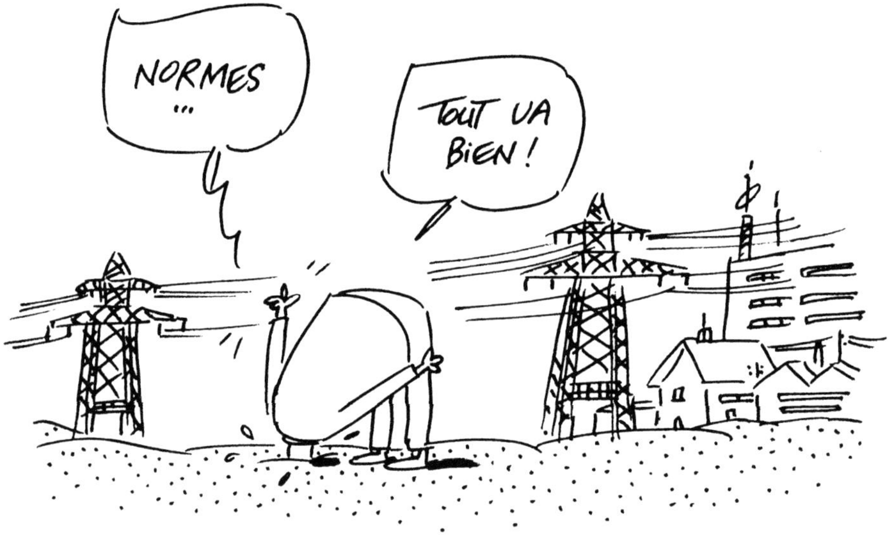
NORMES
...
TOUT VA
BIEN !

PRÉFACE

Enfin un livre ressource pour se protéger d'une pollution invisible, insidieuse mais combien handicapante pour les personnes exposées. Nous vivons un « remake » de la politique de désinformation comme celui qui a concerné les conséquences des retombées radioactives suite à Tchernobyl ou celui des effets sanitaires de l'inhalation de l'amiante. Le scénario est toujours le même, des lobbies très puissants, des scientifiques financés directement ou indirectement par les industriels, des sociétés écrans dont les experts témoignent en faveur des lobbies, des politiques ignorants ou complices et une population mise à l'écart.

Combien de morts faudra-t-il pour informer, réglementer, supprimer ces rayonnements qui perturbent le fonctionnement de notre corps ? De nombreux scientifiques ont pourtant tiré la sonnette d'alarme, qu'ils soient en France ou à l'étranger mais leur cri a été bâillonné par la techno-science qui cherche avant tout à faire des profits plutôt qu'à apporter un progrès social à ces utilisateurs.

Le plus proche de moi fut le professeur Santini, un des premiers lanceurs d'alerte sur la pollution électromagnétique qui fut d'ailleurs le formateur de l'auteur du livre, Claude Bossard.

Depuis les années 60, il travailla sur ces ondes électromagnétiques, expérimenta à son laboratoire de l'INSA à Lyon les effets biologiques et sanitaires de ces rayonnements, participa à des organisations nationales et internationales, mais quelle ne fut pas son erreur de trouver des résultats discordants de la parole d'évangile des industriels. Il fut alors malmené, rétrogradé, critiqué par ceux-là même qu'il avait formés. Il restera par les ouvrages qu'il a publiés, par les nombreuses conférences auxquelles il a participé, par son intégrité sans faille devant l'adversité, un des scientifiques à qui je voudrais par l'intermédiaire de ce livre, émanation de ces enseignements, rendre un hommage sincère et chaleureux.

Notre rencontre lors d'une conférence sur les lignes haute tension à Caen en 2005 fut l'occasion de construire ensemble le CRIIREM (centre de recherche et d'information indépendantes sur les rayonnements électromagnétiques) dont les objectifs sont d'informer, de mesurer et de proposer des solutions alternatives à cette pollution électromagnétique.

Ce livre qui rentre tout à fait par son analyse et ses propositions dans les orientations du CRIIREM est un véritable outil au service de tous ces électriciens et particuliers qui veulent savoir et qui sont en demande d'une boîte à outils capable de répondre à leurs préoccupations. Cette épidémie de cancers qui caractérise nos sociétés modernes et qui touche à la fois les enfants et les adultes doit nous rendre extrêmement vigilants sur les causes. La pollution électromagnétique en est une principale.

Le lien entre les champs magnétiques des lignes à haute tension et la fréquence des leucémies infantiles a été mise en évidence dès 1979. «Depuis, des dizaines d'études épidémiologiques, de plus en plus sophistiquées, ont été publiées», résume ainsi Peter Boyle, le directeur du CIRC (centre international de recherche sur le cancer). L'étude de Draper rendue publique en Juin 2005 confirme le risque cancérigène des lignes à haute tension chez les riverains et plus particulièrement chez les enfants et pourtant on construit encore des lotissements sous de telles lignes ! Cette pollution électromagnétique nous menace partout dans notre habitat (appareils électroménagers) dans notre vie quotidienne (portables et antennes relais) sans parler du Wi-Fi, wimax et autres nouvelles technologies de plus en plus sophistiquées sans évaluation au préalable des risques sanitaires et environnementaux.

Nous sommes les nouveaux cobayes des temps modernes. Sachons traquer cette pollution, dénonçons-la et essayons par tous les moyens de l'éliminer.

Pour cela trois maîtres mots : **information, utilisation, diffusion.**

Information : puisez dans la mine d'informations que renferme cet ouvrage.

Utilisation : mettez en œuvre les renseignements pratiques qu'il renferme, une vraie boite à outils !

Diffusion : faites-le connaître et transmettez le relais à vos proches.

Nous avons tous une grande responsabilité dans l'évolution de notre environnement, assumons-la.

Michèle Rivasi*,

Professeure agrégée en Biologie

* Michèle Rivasi est la fondatrice de la Commission de recherche et d'information indépendantes sur la radioactivité (CRIIRAD) en 1986, après la catastrophe de Tchernobyl.

Michèle Rivasi est également la présidente du Centre de recherche indépendant sur les rayonnements électro-magnétiques (CRIREM)

Michèle Rivasi a été directrice de Greenpeace France de septembre 2003 à novembre 2004.

Bibliographie : *Ce Nucléaire qu'on nous cache* – Michel Rivasi et Hélène Crié, Albin Michel, Paris, 1998.

POURQUOI CE LIVRE ?

Il n'existait pas encore de guide pratique sur les pollutions électromagnétiques de notre environnement et les moyens de s'en préserver. On peut trouver plusieurs ouvrages très bien documentés sur les risques biologiques des champs électromagnétiques. Ils font l'inventaire des études scientifiques réalisées dans ce domaine. Mais il n'y avait pas encore de livre donnant des informations pratiques.

Le but de celui-ci est essentiellement de répondre aux questions que chacun peut se poser sur les risques des champs électromagnétiques produits par les installations électriques, les équipements et les appareils. Et surtout il propose des solutions appropriées. Les sources de CEM sont diverses : lignes électriques, transformateurs, appareils électriques, réseau de distribution dans les habitations, écrans d'ordinateur, téléphones portables, téléphone DECT, Wi-Fi, etc.

Un peu de théorie sur la nature physique des CEM permet de les démystifier. Des idées fausses très tenaces ont cours dans ce domaine. Des confusions règnent. Cela est dû aux différents sens des termes utilisés (*ondes, magnétisme*) qui désignent à la fois des phénomènes physiques et des phénomènes subtils. Pendant longtemps, c'était un domaine réservé surtout aux géobiologues. Ils l'ont traité à leur manière, avec leur sensibilité, avec leurs mots. Ils ont été parmi les premiers à les mesurer et à proposer des solutions.

Je propose une approche pragmatique du sujet. Ce que j'écris est surtout le résultat de dix années d'études, d'observations, de recherches, d'expérimentations, de réalisations d'installations électriques. Le but de ce livre est d'apporter un éclairage sur ces champs électromagnétiques. Il s'agit de les expliquer simplement, de montrer comment les détecter et les mesurer, de proposer des solutions appropriées pour les éliminer de notre environnement quotidien ou au moins de les diminuer. Il s'agit aussi de faire de la prévention lors de la conception et de la réalisation de l'installation électrique dans l'habitat ou dans tout autre lieu.

INTRODUCTION

Lignes à haute tension, transformateurs, fours à micro-ondes, écrans d'ordinateur, Wi-Fi, téléphones portables, appareils électriques divers, installations électriques domestiques, les sources d'émission de rayonnements électromagnétiques se multiplient dans notre environnement. Si nous ne prenons pas de précautions, nous pouvons être exposés à des rayonnements électromagnétiques très intenses. Des études scientifiques mettent en évidence la nocivité de ces champs électromagnétiques. Les personnes perturbées par ces champs sont de plus en plus nombreuses.

Ce livre a pour but d'apporter de la lumière sur le sujet et de donner les éléments permettant d'apprivoiser les champs électriques et magnétiques de notre cadre de vie.

J'essaie ici d'apporter des réponses aux questions que chacun peut se poser :

- Que sont ces rayonnements électromagnétiques ?
- Par quoi sont-ils émis ?
- Quels sont les risques pour notre santé ?
- Comment les détecter ou les mesurer ?
- Comment se préserver ?

Une partie de la population subit les effets néfastes de ces rayonnements alors que des précautions, souvent simples permettent de les éviter.

L'électricité, l'informatique nous rendent de multiples services. Il ne s'agit pas de les bannir mais d'apprendre à les utiliser sans en subir les effets pervers.

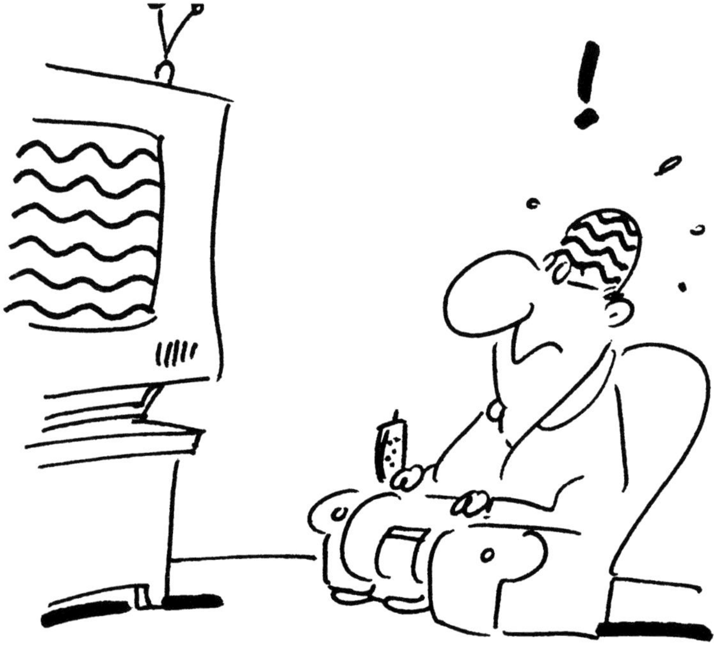

I

CHAMPS ÉLECTROMAGNÉTIQUES (CEM) ET SANTÉ

Selon le CIRC (Centre international de recherche sur le cancer), une exposition de longue durée à un champ magnétique de 4 milligauss (soit 0,4 microtesla) multiplie par deux le risque de leucémie chez l'enfant.

L'électricité et les êtres vivants

Dans les êtres vivants, l'électricité est à la base de l'activité des fonctions vitales. Un électrocardiogramme, un électro-encéphalogramme représentent les activités électriques du cœur et du cerveau. Un muscle, tout organe d'un être vivant, est contrôlé par des signaux électriques. Dans de très nombreux processus physiologiques, des champs électriques et des courants électriques sont impliqués.

Les phénomènes électriques qui interviennent dans le fonctionnement des organismes vivants, et l'homme en particulier, peuvent être influencés par notre environnement électromagnétique. En effet, les champs électriques et magnétiques sont des champs de force qui exercent des influences sur la multitude de charges électriques intervenant dans le fonctionnement d'un être vivant.

Ils induisent dans les organismes vivants des courants électriques qui peuvent être dans certaines conditions du même ordre de grandeur que les courants endogènes (résultant du fonctionnement naturel de l'organisme) et peuvent donc interférer avec ceux-ci pour provoquer des effets biologiques.

Certains environnements électromagnétiques, selon l'intensité, les fréquences, les durées d'exposition, pourront perturber le fonctionnement des organismes vivants.

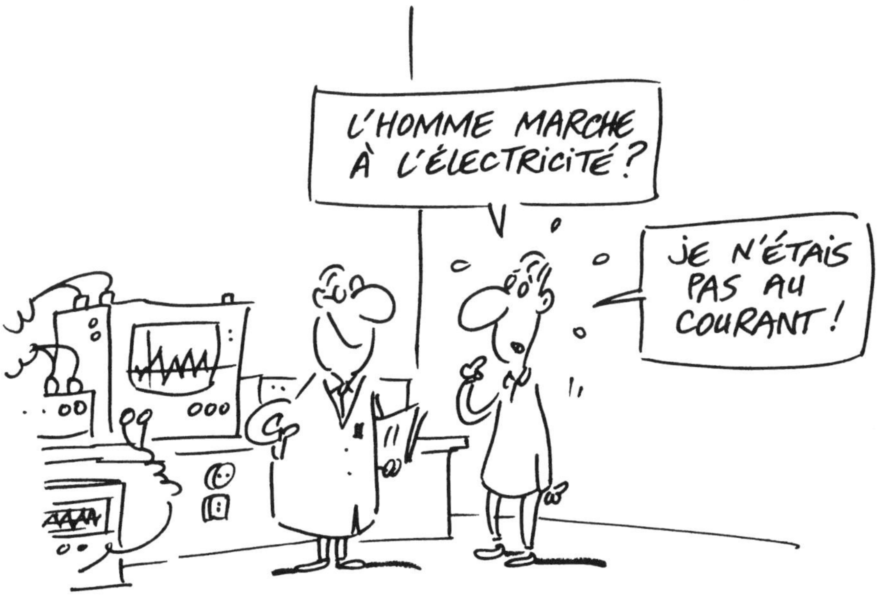
L'HOMME MARCHE À L'ÉLECTRICITÉ ?
JE N'ÉTAIS PAS AU COURANT !

LES ÉTUDES ÉPIDÉMIOLOGIQUES

Champs électromagnétiques et cancer

Des centaines d'études scientifiques concernant les risques biologiques des champs électromagnétiques (CEM), de fréquence 50 / 60 hertz, ont été publiées. Une grande partie d'entre elles portent sur la relation entre l'exposition aux champs électromagnétiques et les risques de cancer.

Ces études, leurs analyses par des groupes de scientifiques et des comités d'experts sont nombreuses et souvent contradictoires. Les médias publient fréquemment des informations sur le sujet, parfois inquiétantes, parfois rassurantes.

Pour décoder les informations de différentes provenances, il faut prendre en compte l'influence de groupes de pression très puissants. Les intérêts financiers en jeu font que de fortes pressions s'exercent à tous les niveaux. Il arrive que des responsables d'équipes de recherche soient mis sur la touche parce que les conclusions de leurs études ne sont pas conformes à ce que les commanditaires attendaient. Il est évident que les gros enjeux économiques et financiers incitent à minorer les risques. C'est une des raisons des divergences dans les conclusions des études et des analyses. C'est donc aux études réalisées en toute indépendance que nous pouvons accorder notre confiance.

Les études, analyses, rapports, synthèses citées ci-après sont pour certains complètement indépendants et pour d'autres plus ou moins influencés par des groupes de pression.

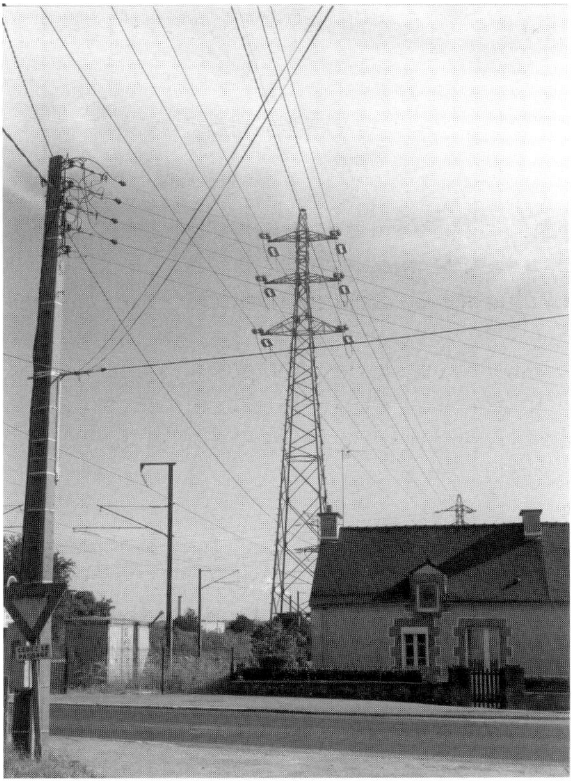

Dans un rapport publié en 1993, l'INSERM (Institut national de la santé et de la recherche médicale) déclare : « Les études portant sur les associations entre exposition résidentielle aux champs électriques et champs magnétiques et cancer chez l'enfant, ne sont pas toutes concordantes. Elles suggèrent cependant, prises dans leur ensemble, que, dans l'état actuel des connaissances, on peut admettre la plausibilité d'un effet des champs magnétiques sur l'apparition des leucémies. »

Aux États-Unis, un rapport préliminaire du National Council on Radiation Protection and Measurements (NCRP), en 1995, recommandait de fixer à **2 milligauss la limite pour les champs magnétiques dans les lieux sensibles tels que les hôpitaux et les écoles**. Mais ce rapport n'a pas eu de suite.

En 1998, les scientifiques du *National Institute of Environmental Health Sciences* ont déclaré que les **CEM de 50 / 60 hertz doivent être considérés comme un possible agent cancérigène pour l'homme**. Plus récemment, d'autres groupes d'experts sont arrivés aux mêmes conclusions.

D'après une synthèse effectuée par Roger Santini, professeur et chercheur à l'INSA de Lyon, plus d'une étude sur deux montre une association significative entre l'exposition à un champ électrique ou magnétique de 50 / 60 hertz et l'apparition d'un cancer.

L'étude la plus marquante est celle de Feychting et Alhbom (1992) de l'Institut Karolinska de Stockholm. Elle concerne une population de 436 000 personnes **vivant à moins de 300 m d'une ligne à haute tension** entre 1960 et 1985. Cette étude conclut à **une augmentation du risque de leucémie chez les enfants de moins de 15 ans**, proportionnelle à l'intensité du champ magnétique auquel ils sont soumis. Pour une exposition moyenne supérieure à 1 mG, le risque relatif est de 2 ; il devient respectivement 2,7 et 3,8 pour des valeurs de champ magnétiques supérieures 2 et 3 mG. Cette étude montre aussi une augmentation du risque de leucémie pour l'adulte lors d'expositions à un champ magnétique égal ou supérieur à 2 mG. Pour l'épidémiologiste Michel Goldberg, directeur de l'unité 88 de l'INSERM, *« sur le plan méthodologique, c'est l'enquête épidémiologique la plus convaincante jamais publiée sur le sujet »*, ***(Voir les annexes)***.

Les mécanismes d'action

Les mécanismes d'action des champs électromagnétiques sur les organismes vivants sont peu connus. Cependant, les études nous apportent des éléments très intéressants :

1. Les champs électromagnétiques **perturbent le fonctionnement de la glande pinéale ou épiphyse** et réduisent ainsi la production de mélatonine. Or cette hormone joue un rôle essentiel dans les défenses immunitaires et elle a en particulier une action **anticancéreuse.** Son rôle dans la régulation des rythmes biologiques est bien connu.
2. L'exposition aux champs magnétiques **favorise la production de radicaux libres** et accroît leur durée de vie. L'excès de radicaux libres a des conséquences néfastes sur la survie et la prolifération des cellules.
3. Les CEM provoquent des **perturbations du système immunitaire**, en particulier une diminution des lymphocytes T chez l'homme et chez l'animal.

Les perturbations les plus fréquentes

À propos des champs électriques et magnétiques, on parle surtout des risques de cancer. Il s'agit des risques majeurs. Ils sont les plus étudiés et donc les plus connus. Mais d'autres troubles sont bien plus fréquents.

Une enquête du Docteur L. Bonhomme-Faivre, de l'hôpital Paul Brousse, en 1998, concernant 13 personnes exposées, en milieu professionnel, au champ magnétique d'un transformateur, montre une **augmentation significative de troubles neurovégétatifs, hématologiques et immunologiques**. *(voir document annexe)*

Dans l'ex-URSS et dans l'Europe de l'Est, contrairement à ce qui se pratiquait dans les pays occidentaux, on s'est préoccupé depuis longtemps de l'incidence des CEM sur les troubles neurologiques. Deux savants russes, Asanova et Rakov mentionnent, dès 1966, chez des travailleurs exposés aux CEM**, des symptômes neurologiques : fatigue, maux de tête, nervosité, diminution de la libido.**

Une étude menée par le Docteur De-Kun Li, épidémiologiste au Kaiser Foundation Research Institute, montre un **doublement du risque de fausse-couche** chez les femmes qui ont été exposées régulièrement à des pics de champs magnétiques 60 hertz, à partir de 16 mG. Le risque est accru pour des expositions pendant les dix premières semaines de la grossesse.

Les troubles les plus fréquemment constatés sont tous ceux que l'on classe dans la famille des **troubles neurovégétatifs** (troubles du sommeil, fatigue chronique, maux de tête, nervosité, stress). En Occident, ils sont peu étudiés car on les considère comme trop subjectifs.

Souvent on observe ces troubles chez les personnes exposées aux CEM et on constate leur disparition après suppression des champs électriques ou magnétiques. Les cas concrets exposés ci-après le montrent clairement.

Quelques exemples concrets

• M X, à Rennes, souffre d'insomnie. Il constate que dans l'une des chambres il parvient à un sommeil normal, alors que dans les deux autres chambres il dort très mal. Les mesures révèlent des champs électriques de 25 V/m à la tête du lit. Ils sont émis par les fils électriques encastrés dans la cloison. Après élimination des champs électriques, par la pose d'un interrupteur automatique de champs (IAC), M X retrouve le sommeil. Trois ans plus tard, M X. achète une maison à Saint-Malo. Il demande un bilan des CEM, parce qu'il a de nouveau des problèmes de sommeil. Cette fois on mesure dans l'ensemble de la maison un champ magnétique de 1,5 à 2,5 milligauss qui est généré par la ligne EDF 230 / 380 volts longeant la rue. Normalement cette ligne ne devrait pas émettre un champ magnétique aussi intense, mais elle forme une boucle fermée à l'origine du problème.

• R.B. est très fatiguée le matin au réveil. Le lever est difficile. Le problème est causé par des champs électriques de 20 V/m à la tête du lit. Après suppression des causes tout redevient normal.

• Chez G.C. des champs électriques de l'ordre de 20 à 50 V/m à la tête du lit provoquent des insomnies. Ces champs électriques sont dus aux conduits électriques passant sous le plancher en bois. Ici encore, après élimination des champs électriques les problèmes disparaissent.

• P.G. souffre d'insomnies depuis plus de dix ans. Au réveil, il se sent très fatigué, il manque d'énergie pendant toute la matinée. À la tête de son lit, des champs électriques de 3 V/m sont cause de ses insomnies. Cet homme est très sensible aux CEM. Quand les champs électriques dans la chambre et dans l'ensemble de la maison sont éliminés, il retrouve son énergie.

• Mme S. souffre d'insomnies depuis de nombreuses années. Un de ses enfants ne s'endort pas avant une heure du matin. L'écriture de l'enfant est mal formée et raturée. Après le déplacement de son bureau, son écriture est bien formée. La cause de ces problèmes : des champs électriques de 20 à 30 V/m environ. Après l'installation d'interrupteurs automatiques de champ (IAC), les champs électriques sont éliminés et toute la famille dort correctement.

• Mme R. est très fatiguée. À la tête de son lit, on mesure un champ électrique de 17 à 22 V/m. Il suffit de débrancher la chaîne placée près du lit pour faire chuter le champ électrique à 1 V/m. Sur son bureau, une lampe halogène (avec transformateur dans le pied) émet, à une distance de 30 cm, un champ électrique de 80 V/m et un champ magnétique de 4 mG.

• Mme K. souffre d'insomnie. Des champs électriques de 20 à 25 V/m sont mesurés à l'emplacement de son lit. Pendant quelques mois, elle coupe chaque soir les circuits électriques de sa chambre au tableau. Elle retrouve alors un sommeil normal. Par la suite, un interrupteur automatique de champs est installé ; c'est plus pratique.

• Mme M., dans l'Aude, déclare : « Depuis que j'habite dans cette maison, la seule nuit où j'ai bien dormi, c'est lorsqu'il y a eu une panne EDF durant vingt-quatre heures »

• M. K., agriculteur en Bretagne, fait restaurer une maison pour sa retraite. Il demande des conseils pour la réalisation de l'installation électrique. Il est très exigeant sur la prévention des risques de champs électromagnétiques et il a de bonnes raisons pour cela. Pendant vingt-cinq ans, il a été victime des champs électromagnétiques d'une ligne de 225 000 volts. Et le plus dramatique, c'est le décès de son épouse d'une leucémie lymphoïde, justement le type de leucémie souvent lié aux expositions aux champs électromagnétiques. On ne peut avoir la certitude que la leucémie est due aux CEM, mais il y a une très forte probabilité.

Les facteurs de risques

Les risques liés aux CEM dépendent de plusieurs facteurs :

1. L'intensité du champ électrique et du champ magnétique.
2. Le temps d'exposition : durée par jour et nombre d'années.
3. Le moment de l'exposition : pendant le sommeil la sensibilité est plus forte que pendant l'activité.
4. La sensibilité individuelle, très variable selon les personnes. Des personnes peuvent être très sensibles et même hypersensibles (électrosensibles).
5. La présence simultanée de champ électrique et de champ magnétique. Le cumul de CEM de différentes fréquences et d'autres facteurs environnementaux.
6. Les formes du courant qui comportent des harmoniques et des pics très brefs se superposent souvent au 50 hertz. Les perturbations sont d'autant plus importantes que les variations de tension et d'intensité sont rapides.

Les seuils de risques

Dans de nombreuses études, on rapporte une augmentation des risques de cancer pour des expositions de longue durée à des ***champs magnétiques*** dont l'intensité atteint ou dépasse **2 ou 3 mG**. Parfois ce seuil se situe **entre 1 et 2 mG.**

Sur les risques liés à l'exposition aux champs électriques on ne dispose pas d'études aussi nombreuses. Cependant, une étude récente montre une augmentation significative du risque de leucémie chez l'enfant **à partir de 10 V/m** (à l'emplacement des lits).

Si les effets des champs électromagnétiques ne sont pas contestables, les seuils de sensibilité et les normes sont difficiles à établir en raison des sensibilités individuelles très variables. À partir des études épidémiologiques et des nombreux cas de personnes perturbées par les CEM rencontrés depuis quelques années, il y a un accord, entre les professionnels concernés par les risques électromagnétiques, pour fixer les seuils aux environs des valeurs ci-dessous :

Champs électriques : 2 à 5 V/m
Champs magnétiques : 0,2 à 0,5 mG

Il est préférable d'indiquer une fourchette de valeurs, plutôt qu'un seul chiffre en raison des différences de sensibilité selon les individus.

☞ *En l'état actuel des connaissances, le principe de précaution devrait s'appliquer et les seuils ci-dessus pourraient servir de références pour établir des normes.*

2

LES ONDES ÉLECTROMAGNÉTIQUES

Entre 1950 et 1992, les densités de puissance des rayonnements électromagnétiques dans la bande des hyperfréquences ont été multipliées par 10 millions en moyenne.

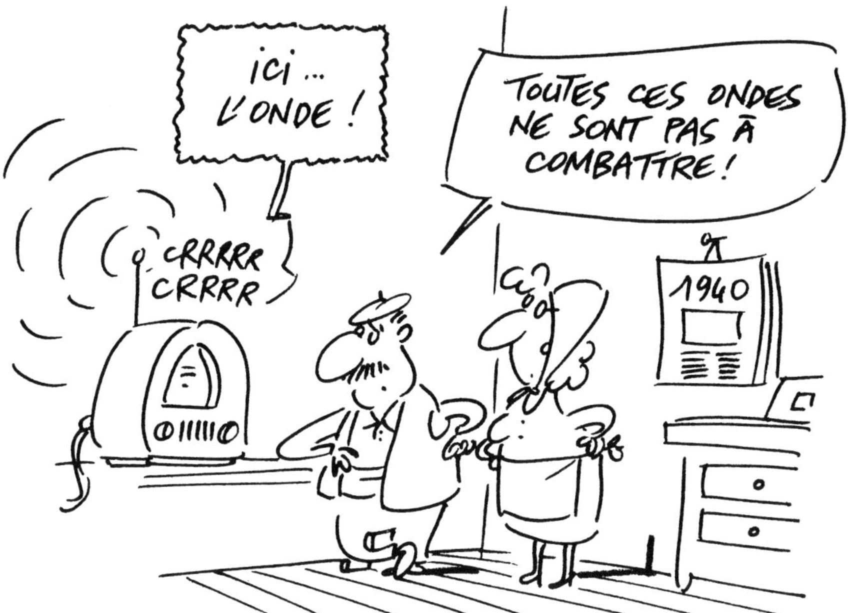
ici… L'ONDE !
CRRRRR CRRRR
TOUTES CES ONDES NE SONT PAS À COMBATTRE !
1940

Les dénominations sont diverses : ondes électromagnétiques, radiations, rayonnements, champs électromagnétiques ou plus simplement CEM. Quand il s'agit des fréquences radio, des hyperfréquences, on parle souvent d'ondes. Pour les champs de fréquence 50 hertz, on emploie plutôt l'expression de champs électromagnétiques. **Le rayonnement** est intéressant et il est de plus en plus utilisé.

Une onde électromagnétique est l'association d'un champ électrique et d'un champ magnétique, perpendiculaires entre eux et à la direction de propagation. Selon les cas, on considère l'onde électromagnétique globalement ou bien on considère séparément le champ électrique et le champ magnétique.

Une onde électromagnétique est caractérisée par sa *longueur d'onde* et par sa *fréquence* qui est le nombre de périodes par seconde. Sa vitesse de propagation est de 300 000 km par seconde soit $3. 10^8$ m/s.

À partir de la fréquence, on peut calculer la longueur d'onde λ en divisant la vitesse de propagation en m/s par la fréquence en hertz. Et, on peut calculer la fréquence f en divisant la vitesse de propagation par la longueur d'onde.

Les ondes électromagnétiques se divisent entre :

1. Les ***rayonnements ionisants*** (rayons X, gamma...) qui ont assez d'énergie pour ioniser la matière, c'est-à-dire lui arracher des électrons.
2. Les ***rayonnements non ionisants*** dont l'énergie n'est pas suffisante pour ioniser la matière.

La frontière entre rayonnements ionisants et non ionisants se situe dans les UV (ultra-violets). Il ne sera question dans ce livre que de rayonnements non ionisants. Ils sont eux-mêmes classés en fonction de leurs fréquences, selon un code international *(tableau ci-contre)*.

Classification des rayonnements non ionisants selon la fréquence

DÉNOMINATION	LONGUEUR D'ONDE	FRÉQUENCE	UTILISATION
LF extrêmement basses équences	de 300 000 km à 100 km	de 1 à 3000 Hz	Électricité industrielle et domestique
LF très basses fréquences	de 100 à 10 km	de 3 à 30 kHz	Écrans cathodiques, lampes fluocompactes, ballasts électroniques
basses fréquences	de 10 km à 600 m	de 30 à 500 kHz	Radio-diffusion
petites ondes	de 600 m à 200 m	de 500 à 1500 kHz	Radio-diffusion
M ondes moyennes	de 200 m à 50 m	de 1,5 à 6 MHz	Radio-diffusion
C ondes courtes	de 50 m à 10 m	de 6 à 30 MHz	Radio-diffusion
HF très hautes fréquences	de 10 m à 1 m	de 30 à 300 MHz	TV et radio FM
HF et SHF hyperfréquen- s ou micro-ondes	de 1 m à 1 mm	de 300 MHz à 300 GHz	Téléphones portables, radars, four micro-ondes, faisceaux hertziens
infra-rouge	de 1 mm à 0,8 μm	de 3 . 10^{11} Hz à 3,75 . 10^{14} Hz	Chauffage, systèmes de détection
mière visible	de 0,8 à 0,4 μm	de 3.75 . 10^{14} Hz à 7,5 . 10^{14} Hz	éclairage
ltra-violet proche	de 0,4 à 0,3 μm	de 7,5. 10^{14} Hz à 10 . 10^{14} Hz	Eclairage par fluorescence, stérilisation

MHz : mégahertz = 10^6 Hz *GHz : gigahertz = 10^9 Hz*

Champs électromagnétiques 50 hertz

Les champs électromagnétiques de fréquence 50 hertz sont générés par les appareils, les installations, les lignes électriques. Ils sont les plus fréquents dans notre environnement quotidien. L'essentiel de cet ouvrage concerne les champs électriques et les champs magnétiques de cette fréquence.

Champs électromagnétiques dans les autres gammes de fréquences

Nous sommes de plus en plus exposés à des CEM de fréquences diverses, et en particulier aux **hyperfréquences,** émises surtout par les téléphones portables.

C'est dans la gamme des hyperfréquences que les ondes électromagnétiques se sont le plus développées ces dernières années et les évolutions technologiques en cours et à venir vont encore augmenter leur densité. Selon la résolution n° 33-0280/92 du Parlement européen, dans la bande des hyperfréquences, les densités de puissance étaient de moins de 50 picowatts par cm^2 ($50. 10^{-12}$ W/cm^2) en 1950. En 1992, déjà, selon les endroits, on mesurait des valeurs de 1 million à 100 millions de fois plus élevées.

☞ *Voir le chapitre 14 « les hyperfréquences ».*

3

QUELQUES NOTIONS D'ÉLECTRICITÉ

Dans un circuit électrique, le fil de phase est soumis à une tension variable, alternative, de fréquence 50 hertz.

Quelques notions d'électricité permettront de mieux comprendre ce que représentent les champs électriques et les champs magnétiques.

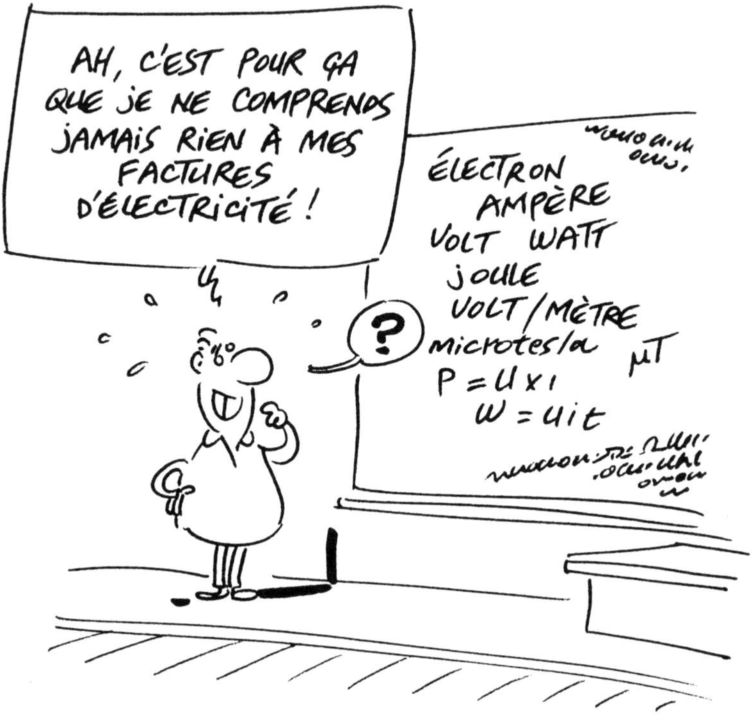
AH, C'EST POUR ÇA QUE JE NE COMPRENDS JAMAIS RIEN À MES FACTURES D'ÉLECTRICITÉ !
?
ÉLECTRON
AMPÈRE
VOLT WATT
JOULE
VOLT/MÈTRE
microtesla
µT
P = U x I
W = UIt

Qu'est-ce que l'électricité statique ?

C'est une **accumulation de charges électriques** qui correspond à un excès ou au contraire à un manque d'électrons. Un chapitre spécifique traite de l'électricité statique dans notre environnement quotidien.

Qu'est-ce qu'un courant électrique ?

Un **courant électrique**, c'est la circulation de charges électriques qui sont des **électrons**. Dans un matériau conducteur, les électrons sont très mobiles. Dans un matériau isolant, au contraire, ils ne peuvent pas se déplacer.

Un courant continu circule toujours dans le même sens, de la borne plus à la borne moins (de la pile, de la batterie, ou de la génératrice).

Dans le cas d'un **courant alternatif**, comme son nom l'indique, la phase est alternativement positive et négative par rapport au neutre. De ce fait, le courant circule dans un sens pendant une demi-période (1/100 de seconde pour le 50 hertz) et dans le sens contraire pendant la demi-période suivante.

Les caractéristiques du réseau électrique sont :

- Fréquence : 50 hertz,
- Période : 0,02 seconde,
- Tension entre neutre et phase : 230 V,
- Tension entre 2 phases : 380 V.

☞ ***On représente souvent la tension et le courant sous la forme d'une belle courbe sinusoïdale régulière, mais cette courbe n'est pas toujours aussi régulière.***

Qu'est-ce que l'intensité ?

Pour rendre plus concret le courant électrique, on peut comparer la circulation de l'électricité dans un fil conducteur au passage de l'eau dans un tuyau.

L'intensité du courant en ampères est analogue au débit d'eau dans un tuyau en litres ou en m^3 par minute.

L'unité d'intensité est l'ampère (A). On utilise les multiples et surtout les sous-multiples, notamment le milliampère (mA).

Quelques valeurs d'intensité :

- Lampe électrique à incandescence : 0,2 à 0,5 A
- Lampe fluocompacte (basse consommation) : 40 à 100 mA
- Lampe halogène : 0,1 à 4 A,
- Four électrique : 5 à 8 A,
- Convecteur : 2,5 à 12 A,
- Ligne haute tension : jusqu'à 1 000 A.

Qu'est-ce que la tension ou différence de potentiel ?

Par analogie avec l'énergie hydraulique, on peut comparer la tension à la pression de l'eau dans un tuyau. Celle-ci se mesure en bars ou en kg/cm^2 (kilogramme par centimètre carré). La pression de l'eau dépend de la différence de hauteur.

La tension est aussi appelée différence de potentiel. Là encore nous voyons l'analogie avec la différence de hauteur dont dépend la pression de l'eau (venant du château d'eau, par exemple). Lorsque le robinet est fermé, il n'y a pas de débit, mais la pression de l'eau est présente dans le tuyau.

De même, lorsque l'interrupteur est en position « éteint », le courant ne passe pas, mais la tension est présente.

La tension ou différence de potentiel se mesure en volts (V).

Quelques valeurs de tension :

- Réseau électrique domestique : 230 volts (alternatif),
- Ligne moyenne tension : 20 000 volts, soit 20 kV,
- Lignes à haute tension : 90 000 volts (90 kV), 225 kV, 400 kV,
- Piles électriques : 1,5 à 9 V (continu),
- Batteries de voiture : 12 V (continu).

Qu'est-ce que la puissance ?

Pour rester dans la même analogie, la puissance hydraulique dépend de la pression et du débit.

La puissance électrique dépend de la tension et de l'intensité.

$$P = U \times I$$

Puissance en watts (W) = tension en volts (V) x intensité en ampères (A)

Lorsqu'on connaît la puissance d'un appareil, on peut en calculer l'intensité :

$$I \text{ (ampères)} = \frac{P \text{ (watts)}}{U \text{ (volts)}}$$

☞ *L'unité de mesure de puissance est le watt (W)*
multiple : kW (kilowatt), MW (mégawatt)
sous-multiple : mW (milliwatt).

Qu'est-ce que l'énergie ?

L'énergie consommée est le produit de la puissance par le temps de fonctionnement.

$$W = P \times t$$

P = puissance en watts   t = temps en **heure**.

L'énergie W en **watt. heure (W. h)** et non watt/heure

Si dans la formule le temps est en secondes, l'énergie est exprimée en joules (J).

Mais dans la pratique, on utilise plutôt le W.h et ses multiples (kW.h, MW.h). Sur le compteur et sur les factures d'électricité les consommations sont indiquées en kW.h.

☞ Attention : ne pas confondre !

L' énergie est symbolisée par la lettre W, mais le watt (unité de puissance) est aussi représenté par la lettre W.

Qu'est-ce que la résistance ?

La résistance caractérise l'opposition au passage du courant. Plus la valeur de la résistance est forte et moins le courant passe. Plus la résistance est faible et plus le courant passe.

L'unité de résistance est l'ohm (symbole oméga Ω)

Loi d'Ohm : U = R x I

Tension U = résistance en ohms x intensité en ampères

L'inverse de la résistance est la conductivité.

Quelques valeurs de résistance :

- Convecteur électrique : 10 à 100 ohms
- Lampe à incandescence : 400 à 1500 ohms
- Prise de terre : 1 à 100 ohms.

☞ *De l'ensemble des notions ci-dessus, il est important surtout de retenir ce que représentent la tension et l'intensité.*

Les circuits électriques dans les habitations

Un circuit électrique simple est le plus souvent constitué par trois fils :

- **Le fil bleu est le neutre**. Il est appelé ainsi parce qu'il est connecté à la terre au niveau du réseau EDF (au transformateur et aussi à certains pylônes le long de la ligne de distribution). Ce fil a un potentiel de (presque) 0 volt. On pourrait le toucher sans risque. Toutefois, il faut s'abstenir tant qu'on ne l'a pas vérifié car, parfois, il y a inversion entre neutre et phase sur certaines installations. Alors soyons prudents !

- **Le fil rouge est la phase (il est parfois noir ou même d'autres couleurs, sauf bleu ou vert et jaune)**. Ce fil est au potentiel 230 ou 240 volts (à quelques unités près). En fait, le potentiel varie continuellement puisque c'est une tension alternative. C'est la tension efficace qui est de 230 volts. On peut utiliser un tournevis testeur (qui contient une ampoule au néon) pour vérifier la présence de la tension. Si on touche un fil de phase avec l'extrémité du testeur, le témoin s'allume. Par contre, si on le met en contact avec le neutre, il reste éteint.

- **Le fil vert et jaune est le fil de terre relié à la prise de terre.** Ce fil est très important pour la sécurité de l'installation électrique. De plus, nous le verrons, il a un rôle essentiel dans la neutralisation des champs électriques.

Certaines installations sont en triphasé. Il y a donc trois phases sur le tableau de distribution.

Entre deux phases, la tension est de 380 volts.

Le triphasé ne présente d'intérêt que pour les installations de forte puissance et en particulier pour de gros moteurs.

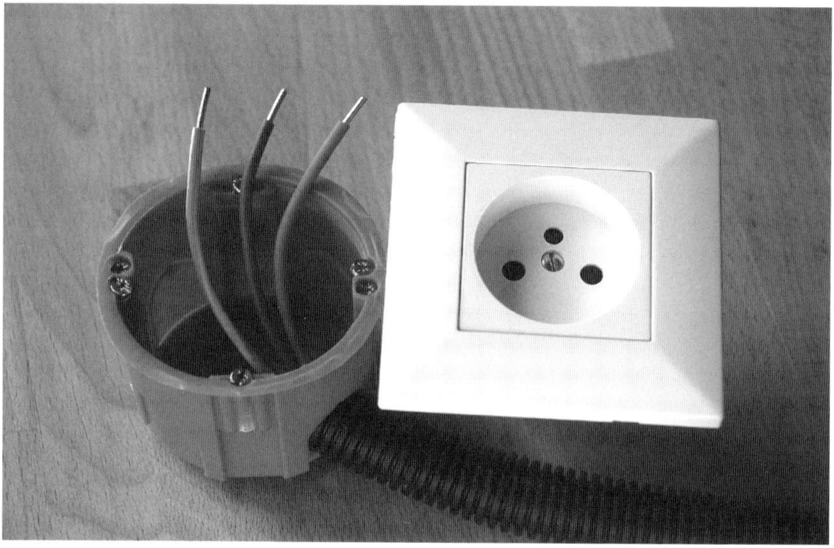

☞ *Remarque : Les codes de couleur donnés ici concernent les installations qui sont conformes aux normes. Mais attention, sur certaines installations anciennes et mêmes plus récentes (mais non conformes), les couleurs normalisées ne sont pas toujours respectées. Il faut s'abstenir de toucher à l'électricité quand on n'est pas bien informé des risques et des normes de sécurité.*

4

LES CHAMPS ÉLECTRIQUES

Le champ électrique (en volts par mètre) dépend de la tension en volts.

Qu'est-ce qu'un champ ?

On appelle « champ » un espace dans lequel s'exerce une influence. Sur notre planète et dans l'espace qui l'entoure il y a le champ d'attraction terrestre dans lequel s'exercent des forces d'attraction. Le champ lumineux d'une lampe est l'espace éclairé par cette lampe.

Le champ électrique

Frottons une règle en plastique avec un tissu et approchons-la de petits morceaux de papier. La règle les attire.

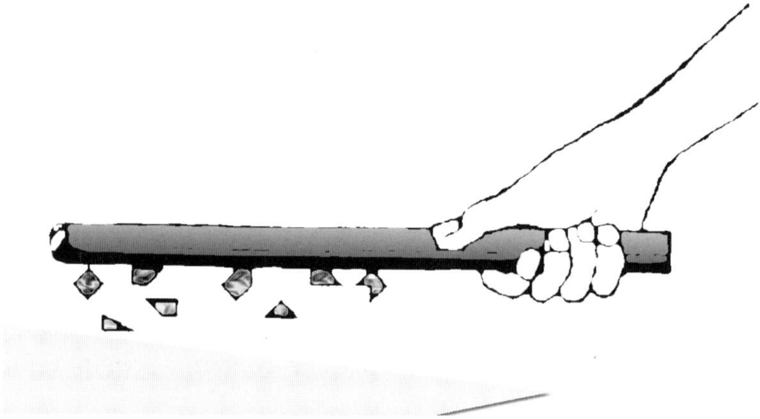

☞ *Explication : sur la règle, des charges électriques se sont formées. Elles créent un champ électrique dans lequel s'exercent des forces.*

Le champ électrique existe chaque fois que des charges électriques sont présentes. L'électricité statique, le courant continu génèrent des champs électriques de sens constant. Le courant alternatif génère un champ électrique variable. Dans notre environnement, nous vivons dans un champ électrique naturel de 150 V/m (volts par mètre) en moyenne. Par temps d'orage celui-ci peut atteindre des dizaines de milliers de volts par mètre. Il s'agit ici de champs électriques de sens constant, contrairement aux champs électriques générés par le courant électrique alternatif du réseau.

Le champ électrique est proportionnel à la tension qui en est la cause.

Sous une ligne à haute tension, le champ électrique est très élevé. Par contre, dans l'environnement d'un circuit à très basse tension, il est faible. Il est fort à proximité de la source (fil électrique ou appareil). Il s'atténue avec l'éloignement.

Certains matériaux arrêtent les champs électriques. Un rideau d'arbres arrête les champs électriques émis par une ligne électrique. Dans les bâtiments, la plupart des matériaux de construction forment un écran qui les arrête ou les atténue.

L'unité de mesure du champ électrique est le volt par mètre (V/m).

Dans une ligne électrique domestique, dans un câble, **c'est le fil de phase qui est la source du champ électrique**. Le neutre, qui est de couleur bleu clair, est connecté à la terre au niveau du transformateur et du réseau EDF. Il n'émet pas de champ électrique car il est au même potentiel que la terre.

Les champs électriques sont émis par :

- Les lignes électriques aériennes.
- Les réseaux de distribution à l'intérieur des bâtiments : fils électriques, encastrés ou non, qui alimentent les prises de courant, interrupteurs, lampes, appareils électriques.
- Les appareils électriques eux-mêmes.

Diffusion électrique par les matériaux

Les champs électriques sont diffusés, plus ou moins par les matériaux, selon que ceux-ci soient plus ou moins conducteurs et plus ou moins reliés (électriquement) au sol.

Les structures métalliques peuvent émettre des champs électriques importants.

La structure métallique d'une lampe non raccordée à un fil de terre émet un champ électrique de plus de 100 V/m.
La même structure métallique connectée à la terre ne rayonne pas de champ électrique.

Les structures de la construction peuvent émettre plus ou moins des champs électriques.

Le rayonnement des matériaux dépend de trois critères :

1. La présence d'une tension électrique : fils, câbles, appareils à proximité des matériaux.
2. La résistance électrique R1 (l'inverse de la conductivité) des matériaux. Plus leur résistance est faible (c'est-à-dire plus ils sont conducteurs) plus les champs électriques rayonnés sont intenses.
3. La valeur de la résistance électrique entre les matériaux et la terre R2, plus cette résistance est forte (c'est-à-dire plus ils sont isolés électriquement du sol), plus les champs électriques sont intenses.

5

LES CHAMPS MAGNÉTIQUES

Un courant électrique alternatif génère un champ magnétique présentant les mêmes variations.

Un peu d'histoire

La connaissance du magnétisme commence au VIe siècle avant Jésus-Christ. Dans la colonie grecque de Magnésie, se trouvait en abondance un minerai qui avait la propriété d'attirer le fer. On le nomma pierre de Magnésie, d'où le mot français « magnétique » qui apparut vers 1617. On constata que cette propriété d'attraction pouvait se transmettre à des morceaux de fer que l'on nomma aimants.

Une des principales applications fut, en 1527, la boussole qui permit la navigation en haute mer de nuit comme de jour.

En 1819, le physicien danois Oersted montre expérimentalement qu'un courant électrique passant dans un conducteur provoque la déviation d'une aiguille aimantée.

En 1820, Ampère sut interpréter ce phénomène et énonça les lois fondamentales. On parle alors de l'électromagnétisme.

Qu'est-ce qu'un champ magnétique ?

Un champ magnétique est une notion abstraite. Pour aborder le sujet de façon concrète, observons ses effets.

Un aimant attire des objets en fer. Le champ magnétique de l'aimant est la cause de ce phénomène. Plaçons une aiguille aimantée près d'un conducteur dans lequel circule un courant électrique. L'aiguille aimantée est déviée. C'est le champ magnétique induit par le courant électrique qui provoque cette déviation. Tout comme un aimant, le courant électrique circulant dans le fil génère un champ magnétique. Des bobines de fil métallique, qu'on appelle solénoïdes, induisent des champs magnétiques puissants. Ce principe est utilisé dans les moteurs électriques, les transformateurs, les contacteurs, les sonnettes électriques.

Champ magnétique constant et champ magnétique variable

Le champ magnétique généré par un aimant ou par un courant continu est de sens constant. Le champ magnétique terrestre aussi est constant. Sa valeur est en moyenne 0,5 gauss, soit 500 milligauss, soit 50 micro-teslas, mais selon les régions et la nature des sols, les valeurs peuvent être légèrement différentes

☞ *Le champ magnétique émis par un courant électrique alternatif est variable. Le courant de nos installations électriques est alternatif, de fréquence 50 hertz. Le champ magnétique qu'il génère est donc un champ magnétique variable de fréquence 50 hertz.*

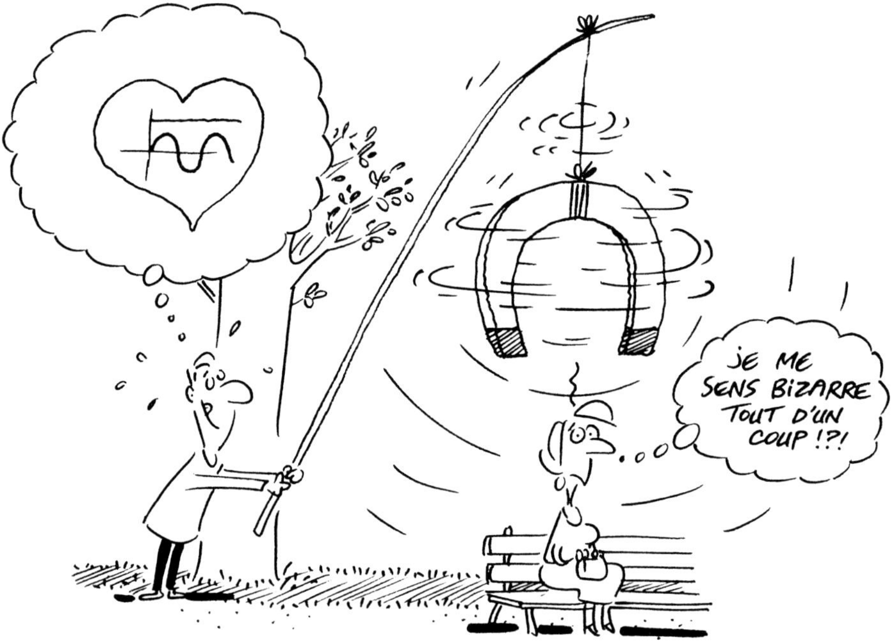

☞ *Ce champ magnétique, parce qu'il est variable, induit des courants électriques dans tout corps conducteur d'électricité, donc dans les êtres vivants.*

Il est très important de faire la distinction entre les champs magnétiques selon qu'ils sont constants ou variables, car les effets ne sont pas du tout les mêmes. On devrait parler de champ d'induction magnétique. Mais ici, on ne fera pas de différence entre champ magnétique et champ d'induction magnétique car ce n'est pas utile pour la compréhension.

Un champ magnétique variable est émis :

- Par un courant électrique alternatif,
- Par les appareils qui comportent des bobinages dans lesquels circule un courant électrique alternatif.

L'unité que nous utiliserons le plus fréquemment pour le champ magnétique est le milligauss (mG).

On emploie parfois le microtesla (µT) et le nanotesla (nT).
1 µT=1000 nT = 10 mG

Le champ magnétique induit par un courant électrique est proportionnel à l'intensité du courant. En réalité, dans un circuit électrique il y a au moins deux fils, que nous appelons le fil « aller » et le fil « retour ». Dans chacun de ces fils passe un courant égal en intensité, mais de sens opposé, si bien que la somme (géométrique) est égale à zéro. Dans une ligne triphasée, la somme des intensités est nulle également.

Et quelle est la valeur du champ magnétique ?

Les valeurs *B* des champs magnétiques générés, au point *P*, par les deux conducteurs sont proportionnelles à l'intensité **I** du courant et inversement proportionnelles à la distance *d* (entre le point P et chacun des conducteurs).

$$B = \frac{\mu I}{2 \pi d}$$

La somme serait nulle (somme de deux valeurs égales et opposées) si la distance entre le point P et chacun des fils était exactement identique. Mais, en réalité, les distances sont différentes.

Les champs magnétiques générés par les lignes électriques

Le champ magnétique induit par une ligne électrique est la somme vectorielle des champs magnétiques induits par chacun des fils de la ligne. On n'entrera pas dans les détails, car cela nous entraînerait dans des calculs vectoriels.

- Le champ magnétique généré au point P par le circuit électrique ci-dessous est le vecteur B qui est la somme des vecteurs B_1 et B_2.
- B_1 est le champ magnétique induit par le conducteur C_1
- B_2 est le champ magnétique induit par le conducteur C_2
- Les champs magnétiques B1 et B2 sont respectivement proportionnels aux courants I1 et I2 et inversement proportionnels aux distances *d1* et *d2*.
- Conclusion : les courants I1 et I2 sont égaux en valeur absolue et de sens opposé. Si les distances *d1* et *d2* étaient égales, le champ magnétique B (qui est la somme vectorielle de B1 et B2) serait nul. Plus la différence entre *d1* et *d2* est importante, plus le champ magnétique B est intense.

Dans les lignes à haute tension, les distances entre les fils sont grandes. Pour cette raison, les champs magnétiques peuvent être intenses, même à une distance de 100 mètres des lignes.

Des spots halogènes basse tension (12 V) sont parfois branchés entre 2 fils tendus plus ou moins écartés. Les conditions sont réunies pour créer un champ magnétique intense.

Plus les fils d'une ligne sont éloignés les uns des autres et plus le champ magnétique sera important (cas d'une ligne à très haute tension). Au contraire, plus les conducteurs électriques sont resserrés, moins le champ magnétique est intense. Lorsque les fils sont torsadés, le champ magnétique est neutralisé.

☞ *Dans les circuits de distribution électrique, il faut toujours passer par le même chemin (dans le même conduit) le fil « aller » et le fil « retour », sinon le champ magnétique peut être très fort, surtout si l'intensité du courant est élevée. Il y a alors des phénomènes de bouclage.*

Champ magnétique émis par des bobinages

Les transformateurs, les ballasts ferromagnétiques, les moteurs électriques comportent des bobinages ceux-ci émettent des champs magnétiques intenses. Ces champs magnétiques s'atténuent rapidement avec l'éloignement par rapport à la source. À 2 ou 3 cm d'un petit transformateur, ils atteignent quelques centaines de milligauss. À 15 cm, ils peuvent être de quelques dizaines de mG, à 50 cm de 0,2 à 15 mG et à 1 mètre de 0 à 3 mG.

Particularités des champs magnétiques

Les champs magnétiques traversent la plupart des matériaux sans être atténués. Les matériaux de construction, en particulier, n'arrêtent pas et n'atténuent pas les valeurs des champs magnétiques. Ceux-ci ne peuvent être modifiés que par des matériaux de forte perméabilité magnétique.

Perméabilité magnétique relative de quelques matériaux :

- Fer doux : 1 600
- Ferrite : 5 000
- Mumétal : 80 000

6

NORMES ET SEUILS DE SENSIBILITÉ

Valeur limite du champ magnétique de fréquence 50 / 60 hertz, selon la norme internationale ICNIRP : 1 000 mG. Norme TCO 03 pour les écrans d'ordinateur : 2 mG.

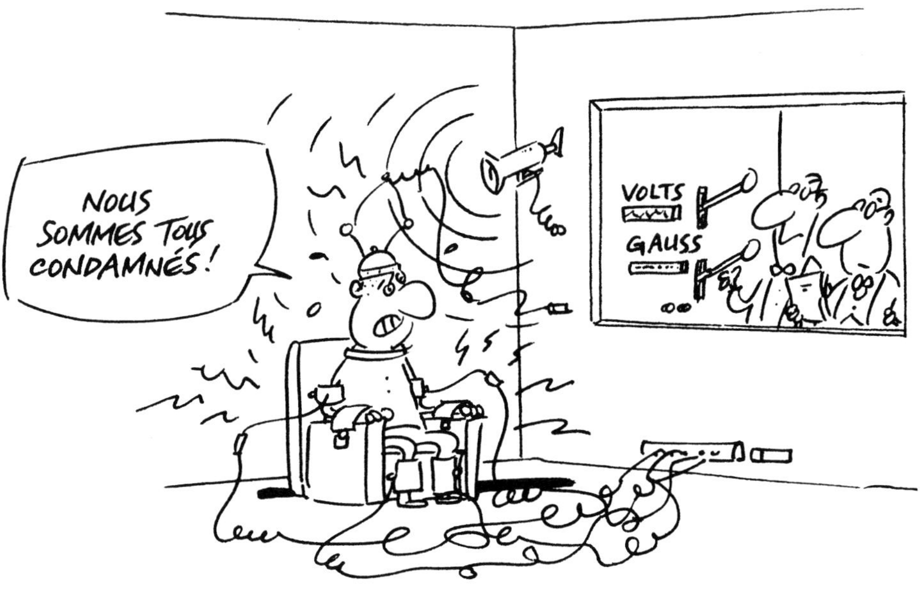

En France, comme dans la plupart des pays, les normes officielles applicables sont données par le « *Guide provisoire pour l'établissement de limites d'exposition aux champs électriques et magnétiques aux fréquences de 50 / 60 hertz* », publié par la Commission internationale de protection contre les rayonnements non-ionisants (ICNIRP).

Ces valeurs limites ont été établies en fonction des effets immédiats que peuvent avoir sur l'être humain les courants induits dans l'organisme par les champs électriques ou magnétiques. Elles sont de 5 000 V/m pour le champ électrique et de 1 000 milligauss pour le champ magnétique. Il est bien précisé, dans le guide, qu'elles ne sont pas adaptées aux expositions de longue durée. Mais, comme c'est la seule norme officielle en France, c'est celle qui s'applique.

Or, d'après des études épidémiologiques, des risques sérieux peuvent apparaître à partir de 2 mG, c'est-à-dire à un seuil 500 fois plus bas que la limite indiquée ci-dessus.

Quelques pays prennent ce seuil de 2 mG comme référence pour établir des normes, des recommandations ou des conseils.

Norme TCO 03

En Suède, la norme TCO 03 fixe les limites des champs électriques et magnétiques émis par les ordinateurs à 50 cm de l'écran, aux valeurs données dans le tableau ci-dessous.

PARAMÈTRES	FRÉQUENCE	TCO 03
Champ électrique	E.L.F. (extrêmement basses fréquences)	< 10 V/ m
Champ magnétique	5 Hz à 2 kHz	< 2 mG
Champ électrique	V.L.F. (très basses fréquences)	< 1 V/m
Champ magnétique	2 kHz à 400 kHz	<0,25 mG

La plupart des écrans cathodiques d'ordinateurs vendus aujourd'hui sont conformes aux normes ci-dessus.

En Suède également, le NUTEK (administration nationale de l'énergie) a annoncé que la présomption d'une corrélation entre l'exposition aux CEM et le cancer, particulièrement des enfants, était suffisante pour établir des dispositions de réduction à moins de 2 mG dans les nouvelles habitations construites à proximité des lignes électriques.

Aux États-Unis, certains États ont fixé des normes plus contraignantes que les normes fédérales. Un rapport préliminaire du National Council on Radiation Protection and Measurements (NCRP), en 1995, recommandait de fixer à 2 milligauss la limite pour les champs magnétiques dans les lieux sensibles tels que les écoles et les hôpitaux. Si l'avis du NCRP avait été suivi, cette limite de 2 mG aurait pu être appliquée progressivement. Mais en raison des pressions des puissants lobbies, ce rapport n'a pas eu de suite.

En Russie et dans des pays de l'Est de l'Europe, l'exposition aux champs magnétiques est limitée à 18 mG.

D'autres États (Suisse, Luxembourg, Italie, certains États des États-Unis) appliquent des normes différentes.

À quel seuil faut-il limiter les expositions aux CEM ?

Des études scientifiques montrent que, à partir de 2 milligauss pour le champ magnétique et 10 V/m pour le champ électrique, des risques sérieux peuvent apparaître. Ces valeurs ont été retenues pour établir la norme TCO 03 concernant les écrans d'ordinateur.

Pour l'établissement des limites, il faut aussi prendre en compte l'ensemble des troubles que l'on constate parfois à des niveaux d'exposition bien inférieurs.
Il faut tenir compte des populations particulièrement sensibles : les jeunes enfants et aussi les personnes électrosensibles.

Dans notre environnement quotidien, on recommande de prendre les dispositions pour réduire les champs électriques et magnétiques à des niveaux aussi bas que possible. **On considère souvent que 0,5 mG pour le champ magnétique et 5 V/m pour le champ électrique sont des seuils au-dessous desquels les risques sont négligeables.**

Ces valeurs sont les chiffres le plus souvent cités. Elles sont à relativiser selon les lieux, la durée d'exposition, la sensibilité des personnes. Les différences de sensibilité sont telles que l'on ne peut pas donner de règle absolue. Pour les personnes électrosensibles, les seuils donnés ci-dessus sont encore trop hauts. Pour elles, il faudrait les abaisser à 0,1 mG pour le champ magnétique et à 1 V/m pour le champ électrique, en particulier là où sont placés les lits.

De plus en plus, il est fait référence au principe de précaution en ce qui concerne les risques sanitaires. Il serait opportun de l'appliquer aux environnements électromagnétiques.

Hypersensibilité aux CEM ou électrosensibilité

Certaines personnes sont très perturbées par des champs électriques ou magnétiques même très faibles. On parle alors d'hypersensibilité, d'électrosensibilité ou d'allergie aux CEM.

L'électrosensibilité est une sensibilité physiologique caractérisée par des symptômes dont l'apparition est directement liée à l'exposition aux champs électromagnétiques. Cette sensibilité peut se manifester pour certaines fréquences particulières de CEM ou pour l'ensemble des fréquences.

Elle peut se traduire par une grande variété de symptômes : maux de tête, vertiges, nausées, sensations de chaleur, de brûlures, de picotements, rougeurs de la peau, faiblesse, fatigue, tensions musculaires, douleurs des articulations, bourdonnements d'oreilles, anomalies du rythme cardiaque, problèmes d'équilibre, dépression, difficultés de concentration, troubles du sommeil.

Dans les lieux de vie de ces personnes et aussi sur leurs lieux de travail, il faut éliminer tout risque d'exposition aux CEM.

☞ *L'électrosensibilité concerne une population relativement importante. De nombreuses personnes ont été atteintes d'électrosensibilité après une exposition excessive aux CEM. On constate des similitudes entre l'électrosensibilité et le syndrome d'hypersensibilité chimique.*

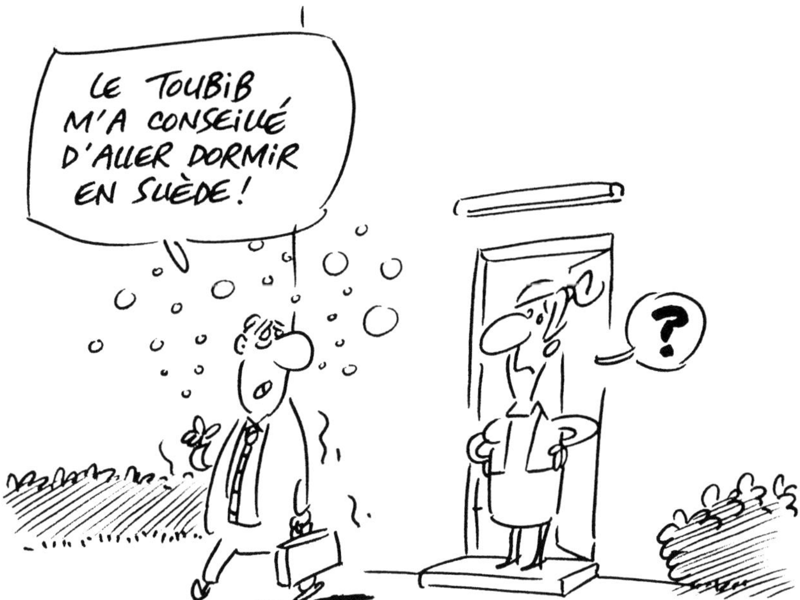

7

MESURE DES CHAMPS ÉLECTRIQUES ET MAGNÉTIQUES

Les champs électriques et les champs magnétiques sont faciles à mesurer, avec des appareils simples.

Avec des appareils simples, on peut détecter ou mesurer les champs électriques et les champs magnétiques. La plupart de ces appareils ne peuvent mesurer qu'une catégorie de fréquences. Pour les CEM de 50 hertz, de nombreux appareils, plus ou moins fiables, plus ou moins précis et sensibles, existent. Pour les hyperfréquences des téléphones portables, il faut un appareil spécifique.

Comment effectuer les mesures ?

Les champs magnétiques sont faciles à mesurer. Cependant, il est important de bien suivre la méthode préconisée dans le mode d'emploi de l'appareil. Le champ magnétique a une direction déterminée. Il est impératif de positionner la sonde de mesure selon l'orientation du champ magnétique.

Les champs électriques sont plus difficiles à mesurer avec précision, car la personne qui tient l'appareil modifie le champ par la présence de sa main. La mesure est alors faussée. Pour remédier à ce problème, certains appareils sont munis d'une perche ou d'une poignée isolante. On dit alors que l'on fait une mesure en champ non perturbé. Le champ électrique a aussi une direction déterminée. Il faut donc prendre les mesures dans les différentes directions pour relever les valeurs exactes.

Quels appareils utiliser ?

Il existe deux familles d'appareils :

1. **Les détecteurs** émettent un signal sonore ou / et lumineux lorsque le champ électrique ou le champ magnétique atteint ou dépasse un certain seuil. Certains détectent aussi bien les champs électriques que les champs magnétiques (appareil EMI fabriqué par IMAEN ; Magellan). D'autres ne détectent que les champs électriques ou que les champs magnétiques (Hutech EFM Detector, Magnetic Alert).

Les critères à prendre en compte dans le choix de ces appareils sont les seuils de détection et la précision. Pour les champs magnétiques, ils sont assez précis. Par contre, pour les champs électriques, la marge d'erreur est importante car la présence de la main qui tient l'appareil modifie le champ. Ces appareils ne sont pas très sensibles. Les seuils de détection sont souvent trop élevés. Cependant, ils permettent de déceler la plupart des sources de CEM dans notre environnement :

- Le champ électrique émis par une lampe de chevet, un radio-réveil, un convecteur, ou le rayonnement à proximité d'une cloison.
- Le champ magnétique émis par une ligne à haute tension, une lampe halogène, un radio-réveil ou un chauffage électrique.

2. Les appareils de mesure affichent les valeurs des champs. Ils doivent être précis et assez sensibles pour mesurer les champs magnétiques de 0,1 mG et les champs électriques de 1 V/m, au minimum.

L'**EFM 130**, fabriqué aux États-Unis, est le plus performant. Cet appareil est simple, facile à utiliser et très fiable. Une perche isolante en fibre de verre permet d'effectuer les mesures de champs électriques en champ non perturbé, c'est-à-dire que la présence de l'opérateur ne modifie pas le champ. Selon un rapport publié par l'agence de l'environnement des États-Unis, le système EFM 130 s'est révélé supérieur à tous les autres appareils lors d'essais comparatifs. C'est un appareil professionnel qui présente un rapport performance / prix décisif. La plupart, des professionnels, utilise celui-ci. Son point faible, c'est qu'il ne peut pas mesurer les champs électriques à moins de 20 cm de la source.

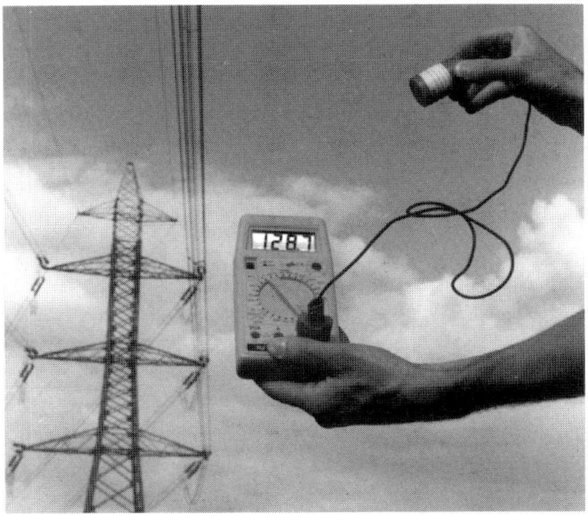

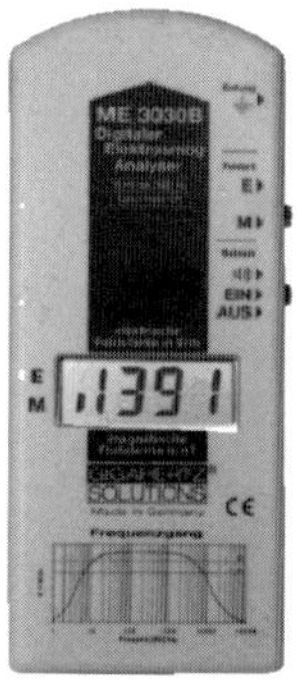

Le **ME 3030-B Digitaler Electrosmog Analyser**, appareil de fabrication allemande, est très précis pour la mesure du champ magnétique. Pour des mesures fiables des champs électriques il est indispensable d'utiliser une poignée isolante. Sinon la mesure est modifiée par la présence de la main qui saisi l'appareil. Il a un très bon rapport qualité / prix.

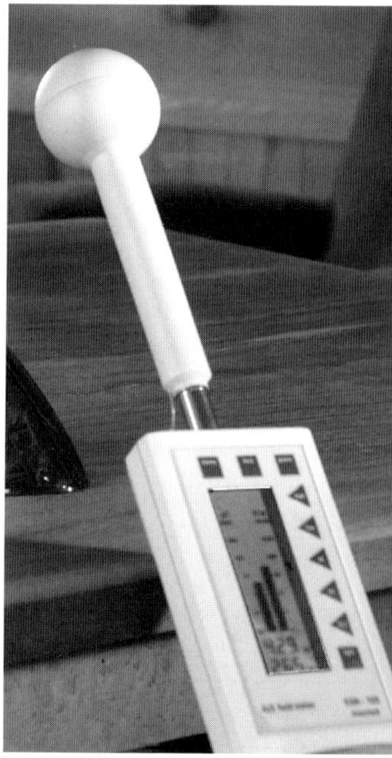

Le **Maschek ESM-100** est un appareil professionnel d'excellente qualité. Il affiche à la fois le champ électrique et le champ magnétique. Il est muni d'une sonde isotropique. De ce fait il donne les mesures exactes du champ électrique et du champ magnétique quelle que soit l'orientation de l'appareil et de la sonde.

Dans la plupart des cas, **c'est seulement la fréquence de 50 hertz que l'on veut mesurer.** Certains appareils permettent de mesurer des fréquences jusqu'à 100 ou 400 kHz.

Ceux-ci permettent en particulier de mesurer les rayonnements des ballasts de lampes fluocompactes (environ 30 kHz) et la fréquence de balayage des écrans cathodiques.

Peut-on faire soi-même des mesures ?

C'est possible à condition de disposer d'un appareil dont on maîtrise bien l'utilisation et de pouvoir interpréter les mesures. Il est important de lire attentivement les notices d'utilisation avant d'utiliser les appareils. Une formation à la mesure des CEM est recommandée.

Bilan par un professionnel

Pour effectuer un bilan complet, les personnes les plus compétentes sont les professionnels qui ont une bonne connaissance de l'électricité et des champs électromagnétiques.

Lors des mesures, il est important de pouvoir déterminer les sources des champs électriques et des champs magnétiques. Un bilan complet comprend l'ensemble des prestations suivantes :

- Mesure des champs électriques et magnétiques,
- Mesure de la prise de terre,
- Vérification des raccordements à la terre,
- Informations sur les risques, apport de conseils,
- Propositions de solutions aux problèmes constatés.

☞ *Il est important que soit fourni un rapport écrit comportant un relevé des mesures, indiquant les problèmes et les solutions à y apporter, et mentionnant les seuils de risques et toutes les informations utiles.*

La machine a gagné l'homme, l'homme s'est fait machine,
il fonctionne et ne vit plus.

Mahatma Gandhi

8

Les sources des champs électriques et des champs magnétiques

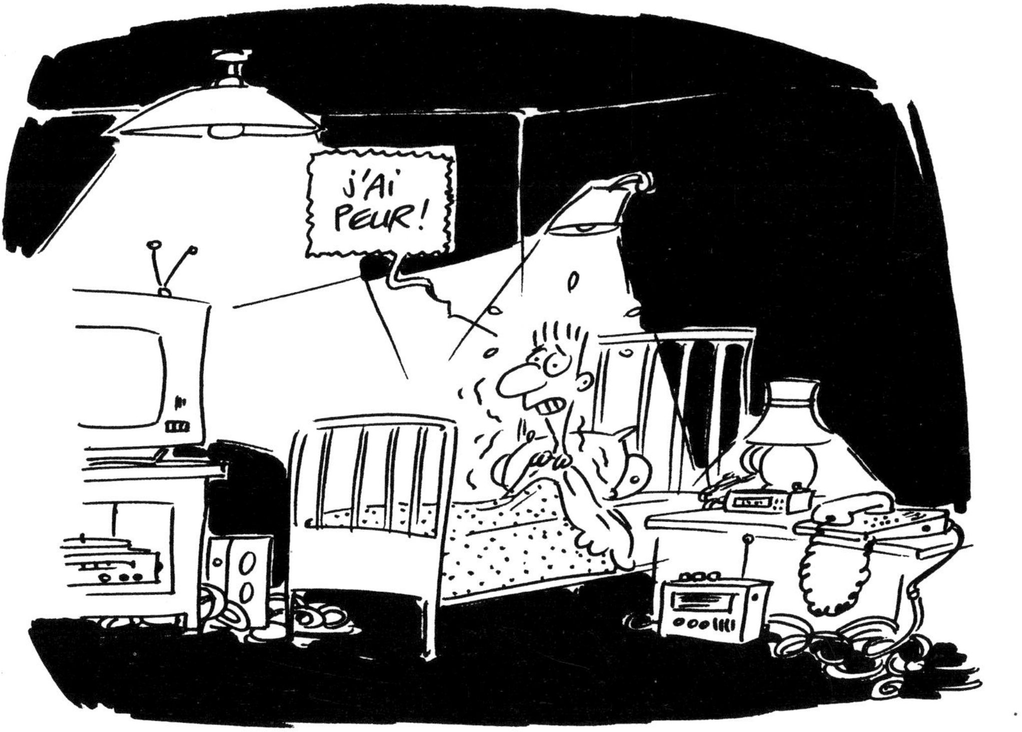

Champs électriques

Quels sont les appareils et installations qui émettent les CEM ? Faisons un inventaire de ce qui produit des CEM (de fréquence 50 hertz) dans notre environnement.

Les champs électriques peuvent atteindre des niveaux élevés dans les cas suivants :

- À proximité de lignes à haute ou moyenne tension. Le champ électrique est d'autant plus intense que la tension est élevée. Il s'atténue avec l'éloignement. À l'intérieur des habitations, les champs électriques émis par les lignes électriques extérieures sont en général très atténués ou même totalement arrêtés par les matériaux.

- À **proximité immédiate** de certains appareils et équipements électriques, les champs électriques atteignent plusieurs centaines et même milliers de volts par mètre. Il faut citer ici les couvertures chauffantes, les lits à commande électrique, certains lits à eau (avec chauffage électrique). Les expositions sont très intenses car les sources de champs électriques sont en contact avec le corps.

- À proximité des appareils électriques, y compris une simple lampe. La valeur des champs électriques émis par les appareils dépend surtout des matériaux qui constituent les appareils. En particulier, s'ils sont en métal, et non raccordés à la terre, ils émettent des champs électriques très intenses : plus de 100 V/m. Même s'il n'est pas en fonctionnement, un appareil émet un champ électrique parce, dans les cas les plus fréquents, le câble d'alimentation amène la tension jusqu'à l'interrupteur, qui est souvent sur l'appareil lui-même.

- Dans des habitations chauffées par plafonds rayonnants, le champ électrique (environ 30 à 100 V/m) est présent dans l'ensemble de la pièce.

- Autour d'un aquarium doté d'équipements électriques.

- À proximité de convecteurs ou de radiants, s'ils ne sont pas connectés au fil de terre. Presque tous ceux qui sont vendus actuellement sont de classe II et ne sont donc pas reliés au fil de terre.

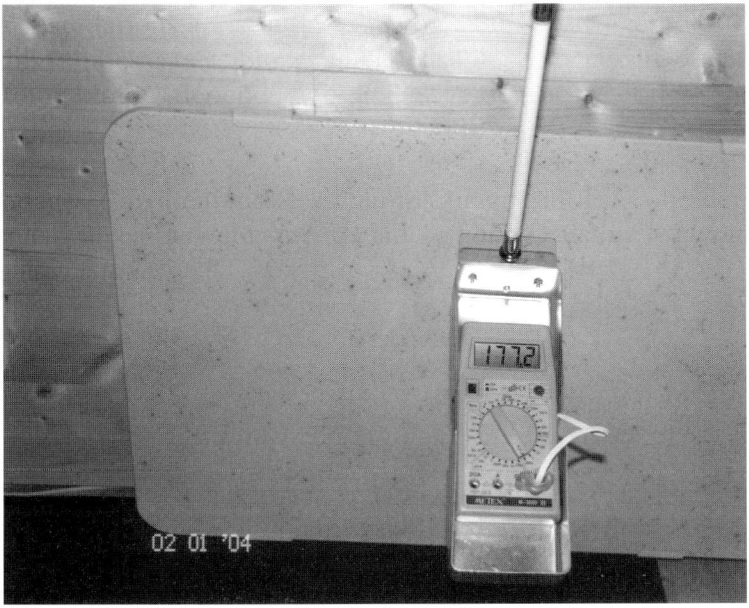

Champ électrique devant un radiant : 177,2 V/m.

- Les lits, les sommiers, les mobiliers **métalliques** rayonnent les champs électriques émis à proximité.

- Très souvent, les lampes de chevet émettent un champ électrique qui atteint entre 10 et 80 V/m au niveau du lit, même si la lampe est éteinte. Voici la raison : en général, les lampes sont commandées par un interrupteur unipolaire, et, selon le sens du branchement, cet interrupteur coupe soit la phase, soit le neutre. Dans le premier cas, lorsque la lampe est éteinte, le fil de phase est coupé à l'interrupteur et la lampe n'émet pas de champ électrique. Dans le second cas, la phase arrive toujours à la lampe, qu'elle soit allumée ou éteinte, et par conséquent, il y a toujours émission d'un champ électrique.

- Dans certains lits qui comportent des lampes et d'autres appareils électriques intégrés, les champs électriques atteignent de 100 à 150 V/m.

- À proximité d'appareils tels que téléviseurs, magnétoscopes, lecteurs de cassettes ou de CD.

- Près des câbles, des moulures ou des tubes apparents.

- Près des appareils électriques, les champs électriques sont souvent très intenses. Les valeurs diminuent avec l'éloignement. Selon les appareils, il faut un éloignement de 0,50 à 2 mètres pour atténuer les champs électriques à un niveau acceptable.

☞ ***Les appareils en métal connectés au fil de terre n'émettent pas de champs électriques.***

Intensité des champs électriques

Champ électrique émis par une lampe articulée en métal

Distance	Champ électrique
0.2 m	170 V/m
0.4 m	65 V/m
0.6 m	30 V/m
0.8 m	18 V/m
1 m	12 V/m
1.2 m	7 V/m
1.4 m	4,5 V/m
1.6 m	3 V/m

Champs électriques générés par quelques sources

Position	Champ électrique
Lignes à haute tension 400 kV (selon distance)	Jusqu'à 8 000 V/m 1000 V/m environ à 30 m
Lignes de distribution (selon distance)	Jusqu'à 100 V/m
Dans une pièce chauffée par un plafond rayonnant électrique	Jusqu'à 100 V/m
À 30 cm d'une cloison en placoplâtre ou en bois	Jusqu'à 80 V/m
Sur un matelas à eau (chauffé par résistance électrique)	100 à 250 V/m
À 50 cm d'un convecteur / radiant (non relié à la terre)	10 à 70 V/m
A 25 cm d'une lampe de chevet	2 à 80 V/m
À 50 cm d'un lampadaire halogène (non relié à la terre)	20 à 80 V/m
À 50 cm d'une chaîne Hi-Fi, d'un magnétoscope.	20 à 80 V/m
À 10 cm des appareils électroménagers	1 à 250 V/m
À 1 m des appareils électroménagers	0 à 10 V/m
Dans une habitation avec champs électriques non gérés.	Jusqu'à 200 V/m
Dans une habitation avec champs électriques bien gérés.	0 à 5 V/m

Influence des matériaux de construction

Certains matériaux diffusent les champs électriques émis par le réseau.

Les structures métalliques telles que les poutrelles, les rails peuvent rayonner des champs électriques si elles sont proches d'appareils ou de réseaux électriques. On trouve alors des champs électriques très forts dans une partie de l'habitation.

À proximité des **cloisons et des plafonds en placoplâtre**, on peut trouver aussi des champs électriques intenses.

Le bois diffuse bien les champs électriques. On peut avoir des champs électriques de 40 à 200 V/m à proximité de cloisons ou de planchers en bois lorsque les réseaux électriques passent dans ces matériaux.

Les murs et cloisons en brique, en terre, les murs et les dalles de maçonnerie en général ne diffusent pas les champs électriques émis par les conducteurs encastrés. Toutefois, une cloison en brique, si elle est posée sur un plancher en bois ou sur tout support isolé par rapport à la terre, peut rayonner des champs électriques très importants.

☞ *Il faut bien retenir que ce sont les réseaux de fils électriques qui sont les émetteurs de ces champs électriques. Les matériaux ne sont que les vecteurs qui les transmettent.*

Champs magnétiques

Les champs magnétiques peuvent atteindre des niveaux importants dans les cas suivants :

- À proximité des lignes électriques (haute tension en particulier). Sous une ligne de 400 kV (kilovolts), à pleine charge ils peuvent dépasser 100 mG. A 300 m, il peut être de 2 mG. Il dépend de l'intensité du courant.
- Près des lignes électriques aériennes de distribution. En ville, les appartements situés à la hauteur des lignes et à faible distance peuvent être soumis à des champs magnétiques de plusieurs milligauss.
- Près d'un transformateur de puissance, jusqu'à une distance de 5 à 7 m en moyenne.
- Près des lignes à haute tension enterrées, jusqu'à une distance de 10 à 15 m environ.
- À proximité de transformateurs (de nombreux petits appareils électriques tels que radioréveils, chaînes hi-fi, lampes halogènes, chargeurs de batteries, comportent un transformateur), de moteurs électriques ou de ballasts ferromagnétiques d'éclairage fluorescent. À 50 cm d'un radioréveil, il peut atteindre 0,2 à 2 mG.
- Sur certains lits et fauteuils à commande électrique : jusqu'à 20 mG.
- À proximité d'un écran cathodique d'ordinateur ou de téléviseur : 0,3 à 3 mG à 50 cm.
- Autour d'un four à micro-ondes en fonctionnement : environ 70 mG à 30 cm.
- À proximité de convecteurs et autres appareils de forte puissance.

- À proximité (jusqu'à 30 à 80 cm selon les cas) du compteur et du tableau de distribution.
- Dans certaines habitations équipées de planchers chauffants électriques : jusqu'à 30 mG et même beaucoup plus pour des cas particuliers.
- Autour d'un aquarium, équipé de pompe et d'aérateur, on trouve des champs magnétiques intenses (générés par les moteurs) jusqu'à plus de 1 m, parfois 2 m.
- Autour des installations de spots halogènes branchés sur des câbles tendus. Les champs magnétiques sont d'autant plus intenses que la puissance cumulée des spots est forte et que la distance entre les deux câbles est grande : à 1 m des câbles ils peuvent atteindre de 1 à 10 milligauss.
- Quand il y a des bouclages.

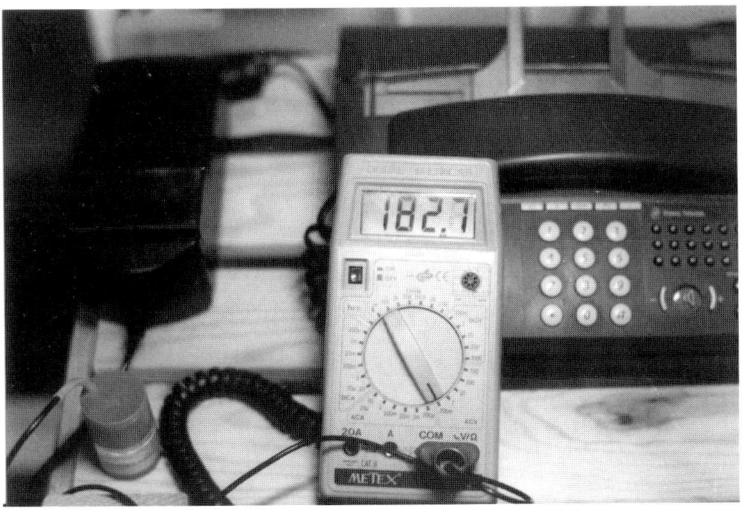

Champs magnétiques générés par quelques sources

Appareils ou endroits	Distance				
	10 cm	30 cm	50 cm	70 cm	1 m
Aspirateur	80 à 200 mG	20 à 80 mG	8 à 40 mG	2,8 à 20 mG	1,3 à 10 mG
Transformateur de fax	160 mG	12 mG	2,3 mG	0,8 mG	0,1 mG
Chaîne hi-fi	4,6 mG	1 mG	0,2 mG		
Four électrique		2 à 3 mG	0.6 mG	0,1 mG	
Four à micro-ondes	200 à 400 mG	40 à 80 mG	15 à 32 mG	6 à 14 mG	2,5 à 6 mG
Convecteur électrique	10 à 90 mG	1,5 à 20 mG	0,3 à 8,5 mG	0,1 à 4 mG	0 à 2 mG

Ambiance générale d'une maison bien conçue électriquement	0
Ambiance générale d'une maison mal conçue électriquement	Jusqu'à 30 mG
Ligne THT 400 kV	Jusqu'à 140 mG
Lit à commande électrique	Jusqu'à 20 mG
Chauffage électrique par le sol (mesure à 40 cm au-dessus du sol)	Jusqu'à 30 mG et même plus

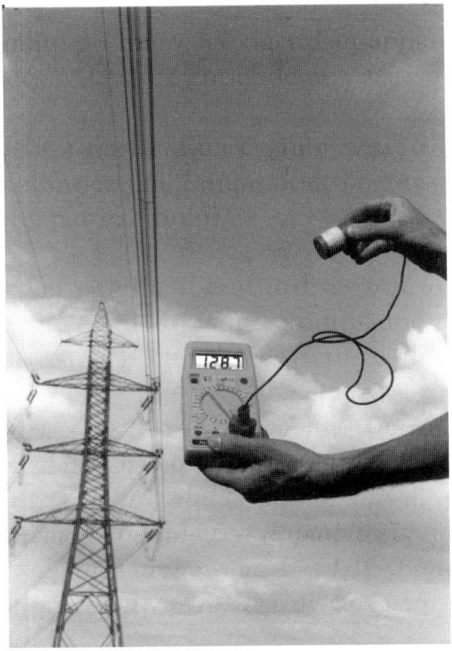

Mesure de champ magnétique sous une ligne THT 400 kV : 128,7 mG.

Les champs magnétiques traversent les matériaux de construction.

Dans une habitation, on est donc soumis aux champs magnétiques des lignes électriques extérieures (aériennes ou enterrées) et aussi des appareils situés dans les pièces voisines. Il faudra en tenir compte lors de l'agencement d'une pièce.

Le tableau précédent montre que les champs magnétiques émis par les appareils sont souvent forts à proximité et s'atténuent rapidement avec l'éloignement.

Les écrans cathodiques d'ordinateur

Les écrans d'ordinateur constituent des sources de champs magnétiques qui peuvent être perturbantes pour les raisons suivantes :

- Émission de champs électromagnétiques de diverses fréquences : 50 hertz, basses, moyennes, hautes et très hautes fréquences, ultraviolets, rayons X et champ électrostatique.
- Grande sensibilité de certaines personnes au cumul de toutes ces fréquences.
- Faible distance entre l'utilisateur et l'écran (on recommande 60 à 70 cm).
- Temps passé devant l'écran : il peut atteindre un grand nombre d'heures par jour.

Devant un écran cathodique, les champs magnétiques de 50 hertz atteignent 0,3 à 2 milligauss à 50 cm devant l'écran. Les écrans récents rayonnent moins, car la plupart sont conformes à la norme suédoise TCO 03 (2 mG au maximum à 50 cm devant l'écran).

Les écrans des téléviseurs émettent les mêmes radiations que ceux des ordinateurs, mais on peut les regarder à une distance de 3 ou 4 mètres. À ces distances, les champs magnétiques sont très atténués. Cependant, les enfants utilisant des jeux vidéo s'approchent de l'écran à des distances trop faibles. Il faudrait veiller à ce qu'ils s'éloignent au maximum.

Il ne faut pas oublier que si le poste de télévision est contre la cloison, le champ magnétique traverse celle-ci. Et derrière cette cloison il peut y avoir un lit par exemple.

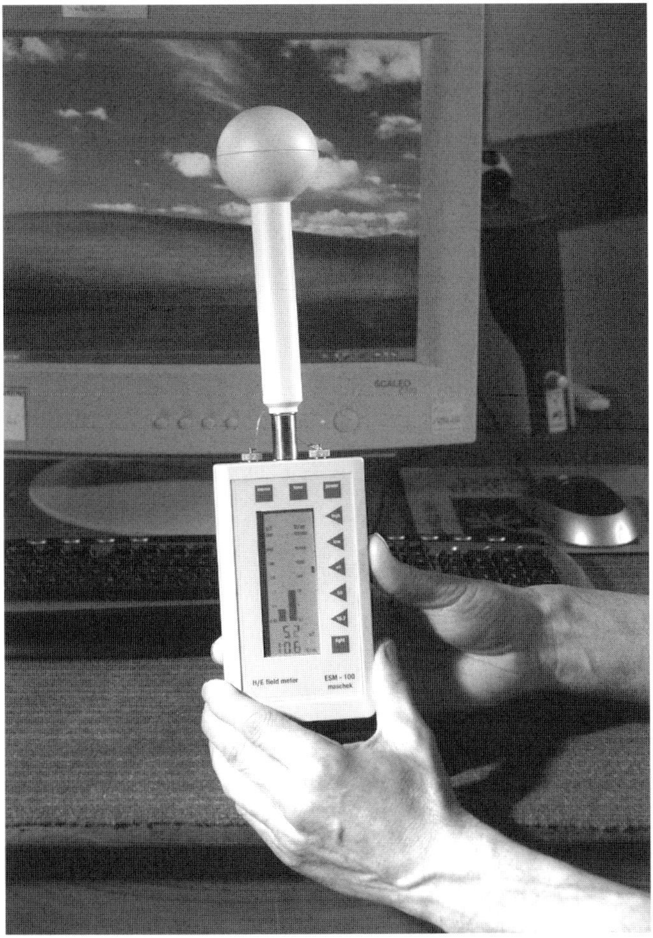
H/E field meter
ESM - 100
maschek

Nous marchons à tâtons dans un univers dont nous ne connaissons que les apparences les plus grossières.

Aldous. Huxley

9

COMMENT SE PRÉSERVER DES CEM ?

Dans la plupart des cas, il existe des solutions aux problèmes des champs électriques et des champs magnétiques.

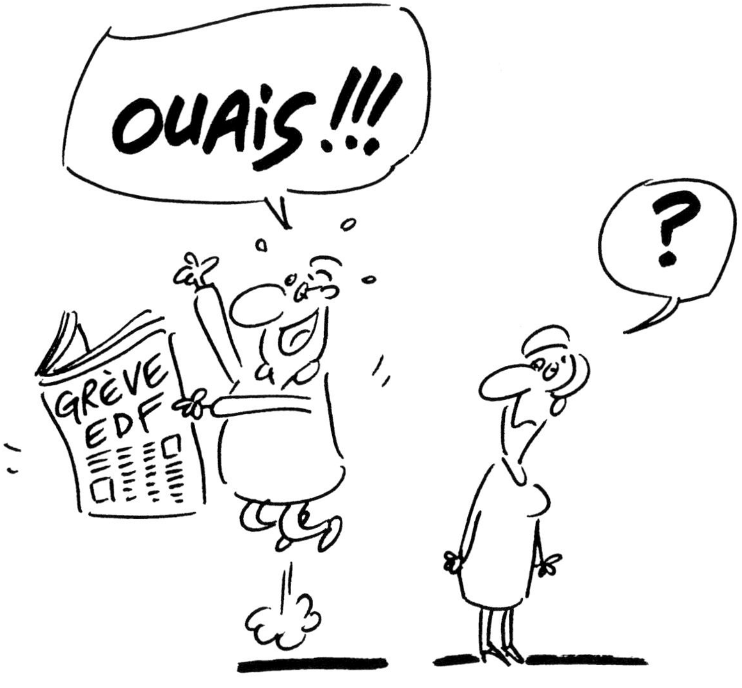

Des solutions dans tous les cas ?

Les champs électriques et les champs magnétiques ont chacun leurs spécificités. Les traitements seront donc différents selon qu'il s'agira des uns ou des autres. Toutefois certaines solutions sont valables à la fois pour les deux : ce sont l'éloignement et la mise hors tension des appareils. Dans la plupart des situations, il est possible de maîtriser les champs électriques et les champs magnétiques.

Les cas pour lesquels on n'a pas de solution sont ceux où les champs magnétiques proviennent de l'extérieur, en particulier ceux qui sont générés par les lignes électriques et surtout les lignes à haute tension. Si une maison est située près d'une ligne HT, il n'y a aucun moyen d'arrêter ou d'atténuer le champ magnétique provenant de celle-ci.

Les principes utilisés

Les moyens de préservation utilisent le plus fréquemment les **principes** suivants :

1. Éloignement par rapport à la source.
2. Suppression de la tension qui est la source des CEM.
3. Connexion au fil de terre des structures métalliques qui émettent les champs électriques.
4. Création d'un écran entre la source et l'espace à préserver, ou d'une cage de Faraday autour de l'émetteur des champs électriques.
5. Exclusion de certains appareils et équipements qui génèrent des CEM excessifs.

☞ *Les principes 3 et 4 agissent uniquement sur les champs électriques. Les autres sont efficaces sur les champs électriques comme sur les champs magnétiques.*

LES MOYENS PRATIQUES

L'éloignement

L'éloignement est quelquefois la meilleure solution pour supprimer ou atténuer l'exposition aux champs électriques et magnétiques. On placera certains appareils et équipements qui génèrent des champs électriques et /ou magnétiques à une distance suffisante des lieux de sommeil, de repos, de séjour, de travail. Cette solution est bien adaptée pour : les tableaux de distribution, les transformateurs, les téléviseurs, les magnétoscopes, les chaînes hi-fi, etc.

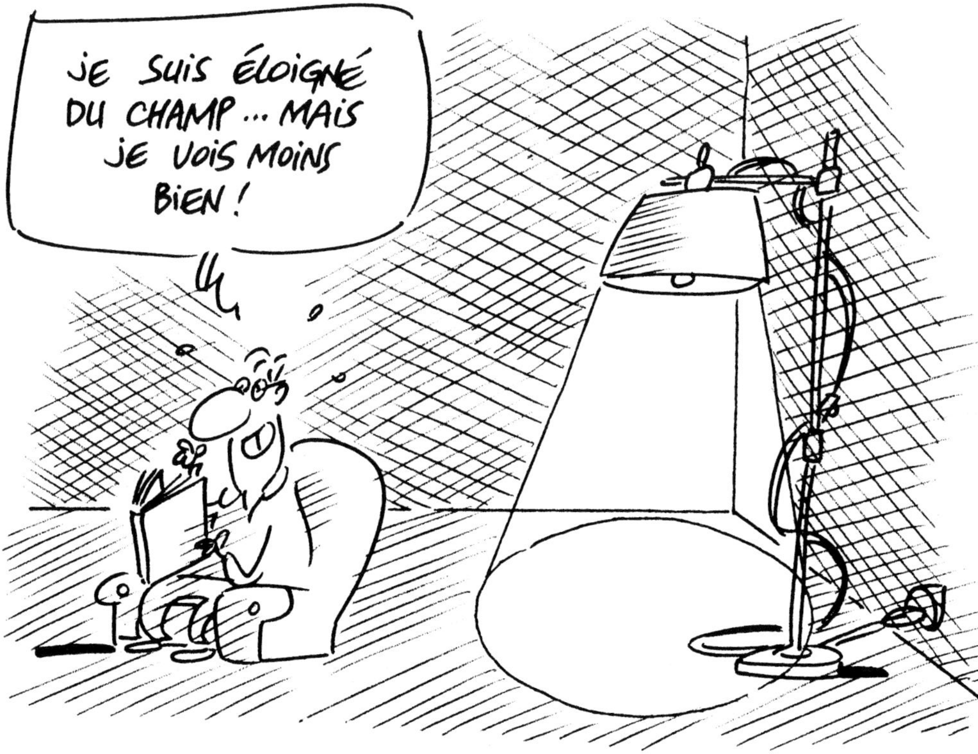
JE SUIS ÉLOIGNÉ DU CHAMP... MAIS JE VOIS MOINS BIEN !

Dans la chambre, l'éloignement par rapport au lit des appareils électriques sous tension est aussi une solution facile à appliquer.

Les câbles électriques, les cordons doivent être éloignés des espaces de sommeil ou de repos. Il faut surtout éviter de les passer à proximité des lits.

Par rapport à un écran (cathodique) d'ordinateur, il est conseillé d'observer une distance minimum de 60 à 70 cm.
Les aquariums, en raison des champs électriques et magnétiques émis par les pompes et les aérateurs, doivent être éloignés des espaces de repos de 1,50 m au minimum.

Les locaux techniques doivent être séparés des pièces de vie lorsque c'est possible. Surtout, il faut éloigner des espaces de sommeil le tableau électrique, les équipements électriques et en particulier tous ceux qui comportent des transformateurs ou des moteurs électriques.

Un bureau doit être agencé de manière à éloigner certains appareils à risque.

Par rapport aux transformateurs EDF qui servent à alimenter les réseaux 230/380 volts, il faut observer un éloignement de 6 à 7 mètres au minimum.

Par rapport aux lignes électriques ou aux antennes et relais émetteurs, il faudra aussi observer des distances de sécurité. **Les distances indiquées dans le tableau ci-dessous ne sont que des valeurs indicatives**, les champs magnétiques étant proportionnels aux intensités de courant qui peuvent être très variables. Pour des cas particuliers, des mesures permettent de déterminer plus précisément les distances de sécurité.

Émetteur de CEM	Distance de sécurité
Ligne de 400 kV	350 m environ
Ligne de 225 kV	200 m
Ligne de 90 kV	80 m
Ligne de 60 kV	50 m
Ligne de 20 kV	12 m

La suppression de la tension

❍ Débrancher les appareils

Le débranchement des appareils quand on ne les utilise pas, surtout ceux situés dans notre environnement proche, est un moyen simple d'éviter l'exposition aux CEM. Cela concerne notamment les petits appareils électroménagers et aussi quantité de petits appareils tels que le poste de radio, ou les matériels audio et vidéo.

❍ Couper le courant

Il s'agit en fait de couper la tension, puisque c'est la cause du champ électrique.
Mettre hors tension les appareils et les circuits est une solution simple. Il faut s'assurer que l'appareil de coupure (interrupteur ou autre) coupe bien la phase. Plusieurs moyens de coupure sont possibles :

- Utiliser des blocs de prises avec interrupteur. C'est plus pratique d'appuyer sur un interrupteur que de débrancher les appareils ;

- Installer des interrupteurs sur le circuit d'alimentation d'un appareil ou d'un ensemble d'appareils ou de prises de courant ;
- Utiliser d'autres systèmes de coupure : horloge, télécommande ;
- Ouvrir les coupe-circuit du tableau pour mettre hors tension les circuits inutilisés.

❍ Poser des interrupteurs automatiques de champs

Ce sont des dispositifs automatiques dont le but est de supprimer les champs électriques en supprimant la tension sur les circuits. Voir le chapitre « les interrupteurs automatiques de champs ».

❍ Installer des équipements domotiques

Avec de tels équipements, les circuits de commande et les circuits de puissance (lampes, prises de courant) sont séparés.

Les circuits de commande sont en basse tension et émettent donc peu de champs électriques. Les circuits de puissance peuvent être mis hors tension quand ils ne sont pas utilisés et ils n'émettent alors plus de champs électriques.

Ces équipements n'ont pas beaucoup de succès car ils sont coûteux et bouleversent les habitudes. Dans certains cas, le système peut être intéressant, mais il n'apporte pas une protection complète. Il ne dispense pas d'utiliser du fil blindé dans certains types de constructions.

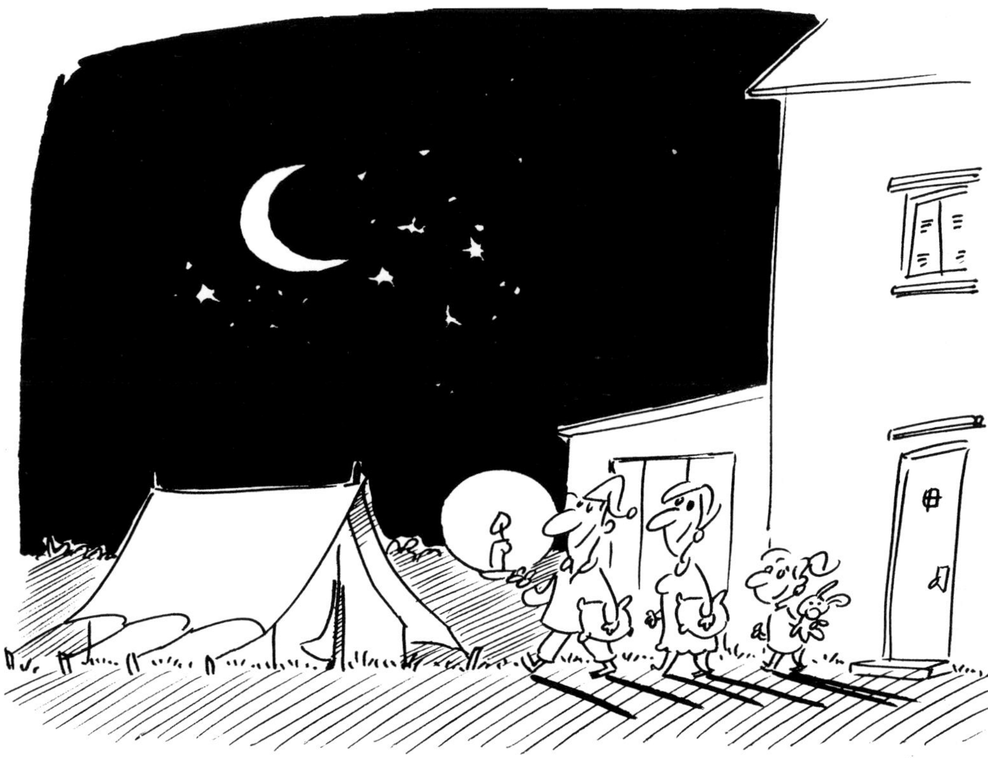

La connexion à la terre

Le raccordement à la terre des structures en métal des bâtiments et des appareils est un moyen très simple et très efficace pour éliminer le rayonnement de champs électriques par ces structures.

Ce raccordement à la terre a deux fonctions importantes :

- La sécurité électrique : les normes exigent que certaines machines et certains équipements (lave-linge, réfrigérateur) soient connectés à la terre,
- La suppression du rayonnement des champs électriques par ces structures.

Lors de la réalisation de l'installation, il est indispensable de distribuer le fil de terre (vert / jaune) vers tous les appareils, toutes les prises de courant et toutes les lampes. Les normes l'exigent en France depuis 1992. Il faut raccorder ce fil aux lustres, aux appliques et autres appareils s'ils ont des parties métalliques et s'ils sont de classe I.

Les ordinateurs doivent toujours être branchés sur des prises de courant avec borne de terre. Devant un écran cathodique non relié à la terre, le champ électrique peut atteindre 100 V/m, alors qu'il est inférieur à 10 V/m (norme TCO 03) s'il est connecté à la terre.
Il est nécessaire aussi de connecter au fil de terre les blindages des câbles d'antenne de télévisions (comme tous les blindages). Dans la majorité des cas, ils ne le sont pas.

Pour éliminer le rayonnement du champ électrique par un aquarium, il suffit de tremper dans l'eau une extrémité d'un fil de cuivre et de connecter l'autre extrémité au fil de terre.

Les appareils de classe II, c'est-à-dire à double isolement, sont conçus pour ne pas être reliés à la terre. Ces appareils posent donc un problème s'ils ont une structure en métal.

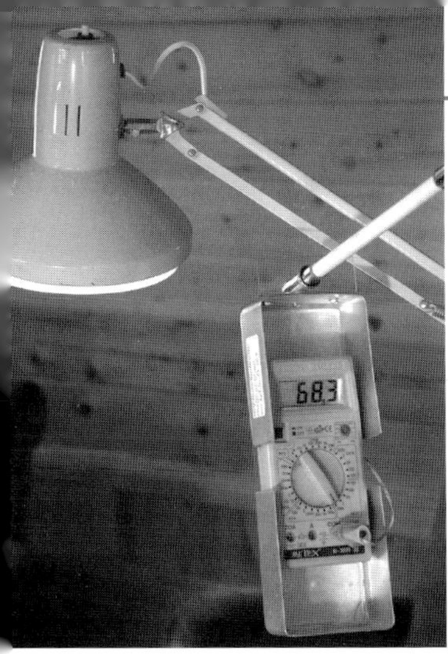

Parfois les fils de terre ne sont pas raccordés à une extrémité ou à l'autre. Il arrive que sur des installations anciennes les prises de terre soient inexistantes ou non raccordées.

Une bonne prise de terre est un élément essentiel pour éliminer les champs électriques.

Voir le chapitre 13 : « Prise de terre ».

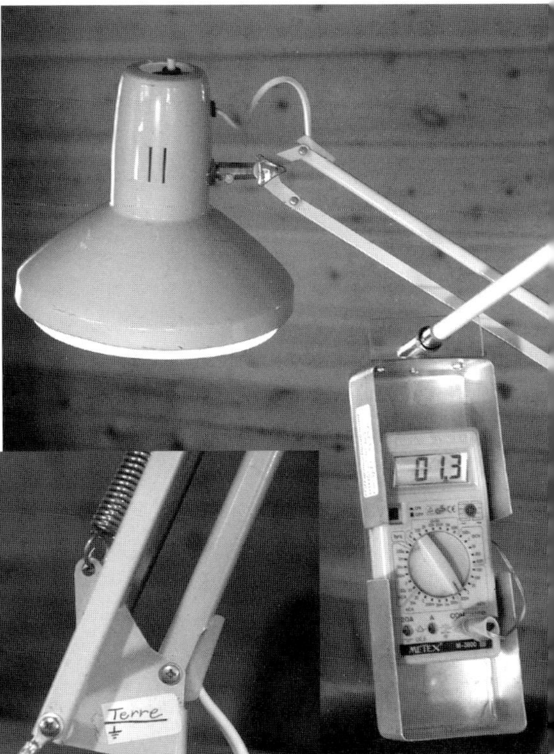

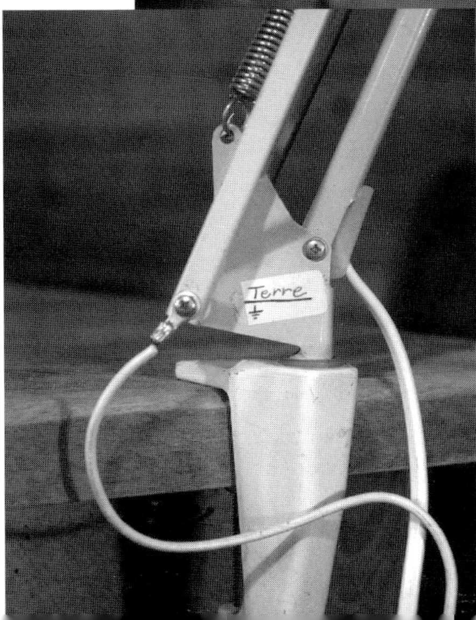

Les écrans par rapport à la source

❍ Fils et câbles blindés

Les fils et câbles blindés peuvent être utilisés pour les réseaux de distribution et aussi pour les prolongateurs et les cordons. Les blindages neutralisent totalement les champs électriques émis par ces conducteurs. Ils constituent une cage de Faraday autour du fil ou du câble. Voir à ce sujet le chapitre « Fils et câbles blindés ».

❍ Gaines ICT blindées

Les conduits ICT sont les gaines dans lesquelles on passe les fils électriques. Un nouveau produit est disponible depuis septembre 2006 : **la gaine blindée Flex-a-ray** fabriquée par la société Courant(Voir photo ci-contre). Elle a la même efficacité que les fils et les câbles blindés. Elle est constituée de plusieurs couches dont l'une, en matériau composite électriquement conducteur, lui confère des propriétés de blindage (système breveté). Un accessoire permet de réaliser la connexion à la terre de cette couche conductrice. L'avantage essentiel du Flex-a-ray est sa facilité de mise en œuvre. Il est disponible dans les 3 diamètres couramment utilisés : 16, 20 et 25 mm.

❍ Boîtiers faradisés

Les appareillages (interrupteurs et prises de courant) sont fixés dans des boîtiers en plastique le plus souvent encastrés.
Pour compléter la protection des fils blindés, on peut utiliser des boîtiers blindés (faradisés). Ce sont des boîtiers dont on a enduit la surface extérieure avec une peinture au graphite conductrice, elle-même reliée à la terre.

Il est recommandé d'utiliser ces boîtiers dans les constructions en bois et quand on veut limiter les champs électriques à des seuils très bas, en particulier à proximité des lits.

❍ Coffret faradisé et écran

S'il est situé dans les pièces de vie ou contre une cloison de ces pièces, ou sur des murs ou cloisons en bois, le **tableau électrique** devrait être faradisé pour éliminer les rayonnements de champs électriques. Le même principe peut être utilisé pour d'autres équipements et appareils générateurs de champs électriques. On les met dans une armoire ou un coffret en métal, lui-même connecté à la terre.

Les métaux, et aussi d'autres matériaux conducteurs tels que des peintures au graphite ou des tissus spéciaux, peuvent constituer **une cage de Faraday ou un écran** qui empêche le rayonnement des champs électriques. Ces écrans peuvent être appliqués sur les murs ou autres parois pour supprimer les rayonnements par ces parois. Ils doivent être connectés à la prise de terre.

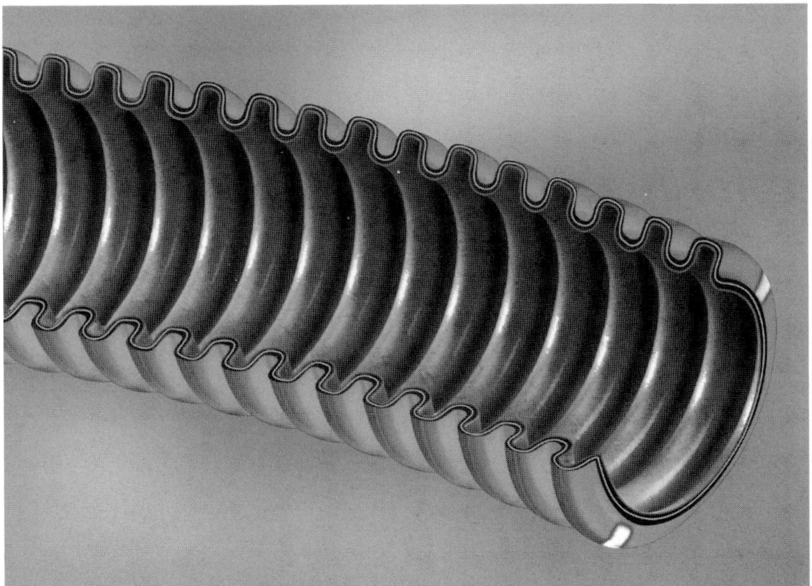

Certains appareils et équipements à proscrire

- Four à micro-ondes.
- Table à induction.
- Les lampes de bureau ou de chevet halogènes (avec transformateur dans le pied).
- **Les variateurs de lumière** et autres variateurs de tension, qui génèrent des harmoniques et des courants très déformés (variations très rapides) générateurs de CEM plus perturbants.
- Certains planchers chauffants électriques.
- Plafonds ou murs rayonnants (électriques).
- D'une manière générale, les chauffages électriques sont déconseillés, d'autant que presque tous les convecteurs et radiateurs radiants commercialisés aujourd'hui sont de classe II, c'est-à-dire sans connexion à la terre.

  Le chauffage par convecteur électrique présente de gros inconvénients en plus des CEM :

  – Air asséché,

  – Écart de température important entre le sol et le plafond,

  – Mise en circulation de l'air et des poussières,

  – Neutralisation des ions négatifs (et bénéfiques) de l'air,

  – Fortes consommations d'énergie.

☞ *Il n'est pas toujours possible (par exemple dans un appartement), de remplacer le chauffage électrique par un autre mode de chauffage. Il faudra alors choisir un radiant de classe I et le connecter au conducteur de terre.*

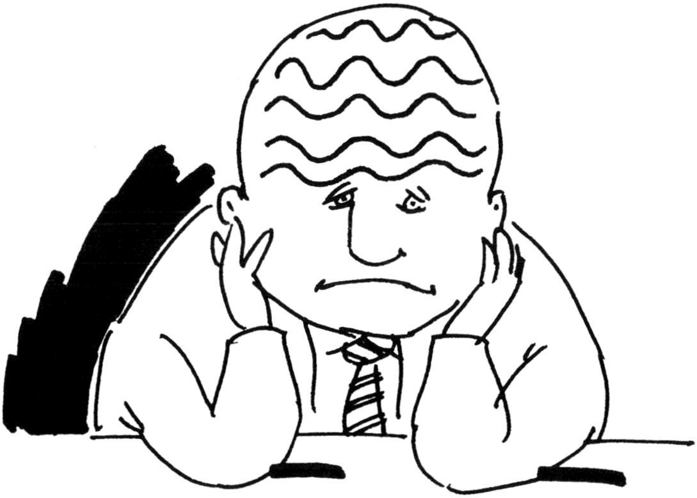

Courant continu

L'alimentation en courant continu semble intéressante, car les champs électriques et magnétiques générés sont alors constants et de ce fait ne présentent pas de risques. Mais, comme la plupart des appareils fonctionnent en 230 volts alternatifs, il n'est pas concevable de réaliser la distribution en courant continu. Cependant, pour des cas particuliers, par exemple dans les habitations ayant une production autonome d'électricité par éolienne ou panneaux photovoltaïques cette solution est valable.
Pour la sonnette, il est intéressant de mettre une alimentation par pile, ce qui évite d'avoir un transformateur en permanence sous tension, alors qu'il n'est utilisé seulement quelques secondes par jour.

Basse tension

La basse tension est parfois une solution intéressante pour minimiser les champs électriques, notamment pour les circuits de commande des télérupteurs (remarque : pour éviter le rayonnement des champs électriques, il faut relier à la terre une polarité de la basse tension). Mais la réalisation de l'ensemble de l'installation en basse tension n'est pas une bonne solution. Pour une puissance identique, si la tension est diminuée, l'intensité est augmentée. Or, les champs magnétiques sont proportionnels à l'intensité. De plus, il faut des fils électriques de forte section, en rapport avec l'intensité du courant.

Protections spécifiques contre les champs magnétiques

Il est souvent difficile de neutraliser les champs magnétiques. Voici quelques solutions applicables pour des cas particuliers :

- Circuits électriques. Il est rare que les circuits électriques génèrent des champs magnétiques intenses. Cependant, pour se préserver des risques, il faut prendre des précautions quand il s'agit de circuits dans lesquels circulent de fortes intensités. Deux solutions sont possibles : l'éloignement ou les câbles torsadés. Avec ce type de câble, le champ magnétique est quasiment annulé.
- Il faut éviter les bouclages.
- On peut employer des blindages spécifiques pour atténuer les champs magnétiques. Ce sont des matériaux à forte perméabilité magnétique (fer doux, mumétal) et des métaux à bonne conductivité (cuivre, aluminium). Les premiers canalisent le champ magnétique. Les seconds dissipent l'énergie de ce champ. Compte tenu de la complexité et du coût de cette méthode, elle n'est utilisable que dans peu de cas, et seulement par des spécialistes.

Des erreurs à éviter

Certaines erreurs dans les installations électriques peuvent provoquer des CEM parfois très intenses.

Une inversion entre neutre et phase sur la totalité ou une partie de l'installation provoque des champs électriques autour des lampes quand elles sont éteintes. Ici le fil de phase arrive directement à la lampe et le neutre passe par l'interrupteur.

Les bouclages peuvent provoquer des champs magnétiques.

☞ ***On rencontre ces problèmes surtout sur des installations qui ont été modifiées ou « bricolées » par des personnes ne connaissant pas suffisamment les règles à respecter dans ce domaine.***

Préserver l'environnement du lit

On évitera la présence de certains appareils et équipements dans le voisinage des lits. Il est déconseillé d'utiliser les lits à commande électrique, les matelas à eau (avec régulation de température). Si, pour des cas particuliers, le lit électrique est nécessaire, il faut le débrancher ou couper la tension (au moyen d'un interrupteur, par exemple).

Il est préférable d'éviter les radioréveils. En tout cas, il faut prendre la précaution de les éloigner du lit de 60 à 70 cm environ.

Les chaînes audio ou autres appareils de ce type doivent être placés à au moins 1,30 m du lit. S'ils sont proches, il faut les débrancher ou couper l'alimentation par tout autre moyen (coupure de la phase, impérativement) pendant la nuit.

Les lampes de chevet devraient être équipées de préférence d'interrupteurs bipolaires, afin que la phase soit coupée. Ainsi la lampe n'émet pas de champ électrique lorsqu'elle est éteinte.

Les cordons électriques, les prolongateurs ne doivent pas passer à proximité immédiate (et encore moins au contact) des lits. Parfois il peut être utile d'employer des câbles blindés.

Souvent, il peut être opportun de mettre hors tension les circuits électriques des chambres, soit manuellement, soit par un dispositif automatique (interrupteurs automatiques de champs cités plus haut).

Pour que la protection des chambres soit complète, il faut faire attention à tous les circuits qui passent dans les cloisons mitoyennes de ces chambres. Dans ces cloisons, des circuits électriques alimentent parfois les pièces voisines et l'étage supérieur. Ces circuits doivent bénéficier des mêmes protections que ceux des chambres. Il faudra prendre les mêmes précautions pour les circuits qui passent dans les planchers et les plafonds.

☞ *Pendant le sommeil, notre sensibilité aux CEM est plus importante. L'emplacement du lit doit donc être privilégié.*

☞ *Dans le périmètre du lit, il faut aussi prendre en compte les appareils placés derrière les cloisons.*

Où positionner prises de courant et interrupteurs à la tête du lit ?

30 à 40 cm est une distance convenable pour placer les prises et les interrupteurs par rapport au lit. Ainsi, ils ne généreront pas de CEM et ils seront facilement accessibles. Précisons qu'à cette distance, ils émettront moins de champs électriques que le cordon d'alimentation de la lampe de chevet.

Ces distances sont suffisantes à condition qu'on utilise par ailleurs les protections appropriées, selon les matériaux de construction. Dans le cas contraire, on peut avoir, dans certaines circonstances, des champs électriques excessifs à 1 m des prises ou des interrupteurs.
Les interrupteurs à tirette sont parfois intéressants. Ils sont installés en hauteur, le plus souvent près du plafond, et sont actionnés par un cordon.

Si un dispositif coupe la tension des circuits (par exemple un IAC), on peut se dispenser des précautions indiquées précédemment.

10

FILS ET CÂBLES BLINDÉS

Les fils et les câbles blindés sont les solutions les plus utilisées pour éviter les rayonnements de champs électriques par les réseaux.

Le blindage des fils et des câbles électriques permet d'annuler l'émission de champs électriques sur tout le parcours des conducteurs. Le fil est en quelque sorte enfermé dans une cage de faraday. On peut utiliser soit le câble blindé soit le fil blindé. Dans ce dernier cas, seul(s) le (ou les fils) de phase nécessitent un blindage. Le neutre n'a pas besoin d'être blindé.

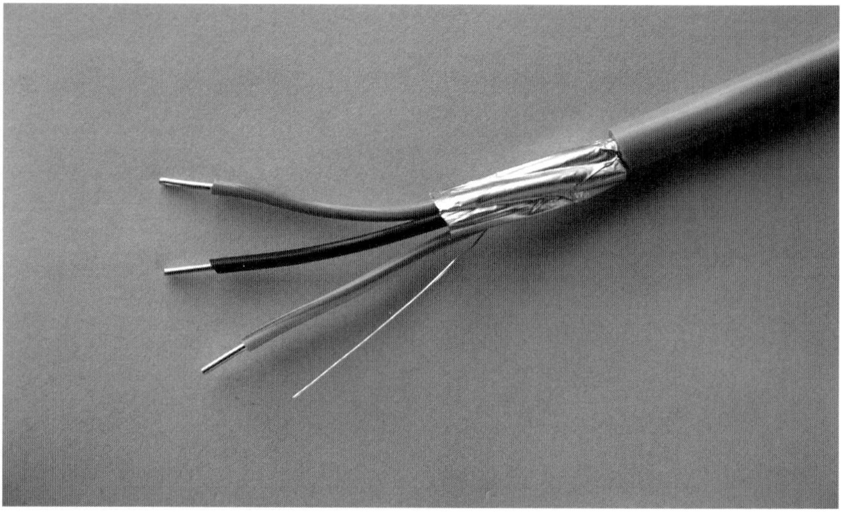

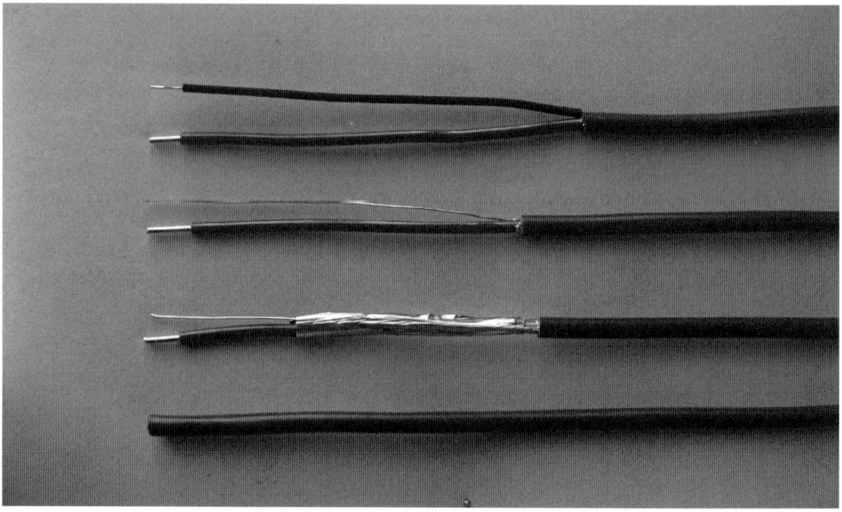

Il est nécessaire de réaliser les installations en fils blindés lorsque les réseaux électriques passent dans des matériaux ayant un fort indice de diffusion électrique, en particulier le bois. *Voir à ce sujet le chapitre « Installation électrique biocompatible ».*

Pour les installations apparentes (sous moulures, par exemple) l'utilisation de fils blindés est également indispensable. La nécessité d'utiliser des conducteurs blindés dépend aussi de l'usage des pièces et des sensibilités individuelles.

Les blindages n'arrêtent pas les champs magnétiques. Pour neutraliser ceux-ci, les câbles peuvent être torsadés. *Voir à ce sujet le chapitre « les champs magnétiques ».*

☞ ***Les blindages doivent impérativement être connectés à la terre.***

Il est important d'insister sur ce point car la chose ne paraît pas évidente à certains électriciens non avertis. Il n'est pas rare de constater, en vérifiant une installation réalisée en fils blindés, qu'elle n'est pas conforme à cette règle.

Mise en œuvre

Les fils blindés ont des diamètres supérieurs aux fils conventionnels. Il faut en tenir compte pour déterminer les sections des conduits (ou gaines) dans lesquels on passe ces fils.

Section des fils	diamètre des fils
1,5 mm^2	5 mm
2,5 mm^2	5,5 mm
6 mm^2	6,3 mm

Avec l'utilisation des fils blindés, on élimine totalement le rayonnement de champs électriques par les conducteurs, mais il subsistera des champs électriques au niveau des interrupteurs, des prises de courant.

Ceux-ci sont relativement faibles, mais dans certaines circonstances ils peuvent être excessifs et des protections complémentaires peuvent être nécessaires dans les cas suivants :

- pour les constructions en bois,
- pour les interrupteurs, les prises de courant situés à proximité du lit, selon l'indice de diffusion des matériaux,
- dans les habitations destinées aux personnes très sensibles ou hypersensibles.

Le complément de protection peut être assuré par des boîtiers blindés (faradisés) ou/et par les interrupteurs automatiques de champs.

Comment connecter les blindages au fil de terre ?

Le conducteur qui sert à faire la liaison à la terre est appelé le drain. Lorsqu'il est constitué d'un seul fil (de diamètre 0,7 mm) le branchement est plus facile.

Pour enlever l'isolant qui recouvre le blindage, on a avantage à utiliser le dénude-câble. Il faut choisir cet outil de manière qu'il s'adapte à des fils de petit diamètre (5 mm).

Il est recommandé d'isoler le drain de blindage par une gaine thermorétractable dans les boîtiers et tableaux de distribution. C'est une précaution qui évitera les risques de contact accidentel avec les autres fils.

On peut connecter le blindage de la première extrémité du fil sur la barrette de terre du tableau. Ensuite, aux boîtiers intermédiaires, on raccorde entre eux les blindages (celui du fil qui arrive avec celui du fil qui part), afin qu'il y ait toujours une continuité. D'autres méthodes sont possibles. La règle est de connecter à une borne de terre une des extrémités du blindage de chaque fil.

Au lieu de fils, on peut aussi utiliser des câbles blindés.

Pour les va-et-vient, on a parfois intérêt à utiliser du câble de cinq fils.

Si les faits ne correspondent pas à la théorie, changez les faits.

Albert Einstein

II

LES INTERRUPTEURS AUTOMATIQUES DE CHAMPS (ou IAC)

Les IAC sont faciles à installer, même sur une installation électrique existante.

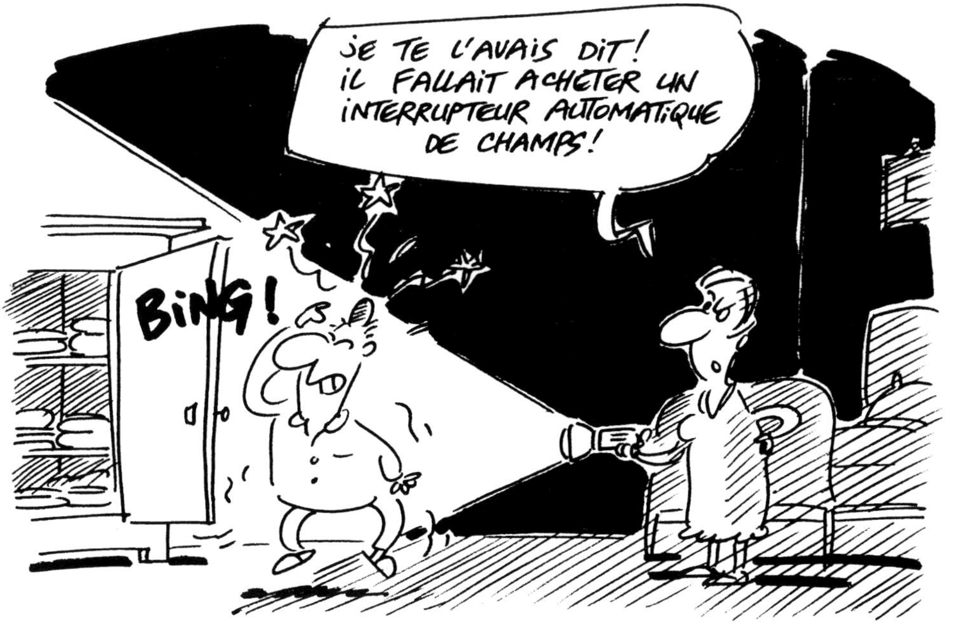
JE TE L'AVAIS DIT!
IL FALLAIT ACHETER UN INTERRUPTEUR AUTOMATIQUE DE CHAMPS!
BING!

L'interrupteur automatique de champs est un dispositif qui met un circuit ou un ensemble de circuits hors tension tant qu'ils n'ont pas de consommation. Il ne subsiste alors qu'une basse tension de contrôle (environ 10 volts) en courant continu. Cet appareil est parfois appelé ***Biorupteur***, mais c'est une appellation réservée à une marque.

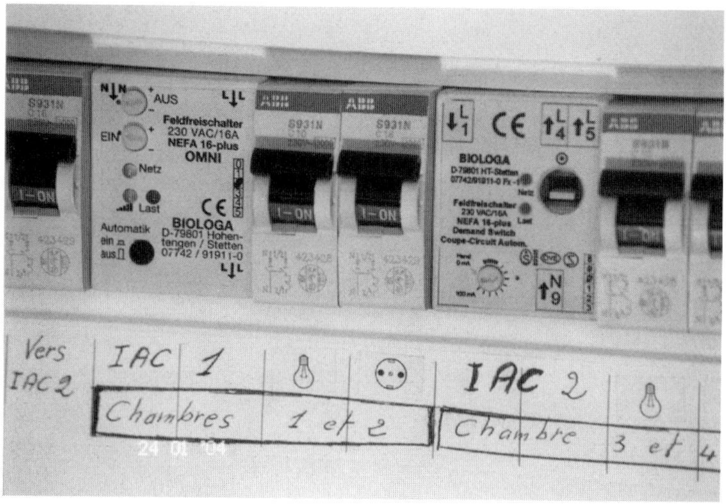

L' IAC est souvent une solution intéressante, surtout pour les chambres. Voici ses avantages et ses limites :

- Lorsque les circuits sont en protection, ils n'émettent plus de champs électriques. La basse tension en courant continu génère un très faible champ électrique constant qui ne présente aucune nocivité.
- L'ensemble des circuits protégés est hors tension : les interrupteurs, les prises de courant, les réseaux de fils électriques, les lampes de chevet, les appareils branchés sur les prises...
- Ce système est facile à installer, aussi bien sur une installation nouvelle que sur une installation existante.

- Il est automatique. Lorsque le dernier appareil ou la dernière lumière sont éteinte, les circuits sont mis hors tension automatiquement. Dès qu'on actionne un interrupteur pour allumer la lumière, la tension est rétablie dans les circuits.

- Il est bien adapté pour protéger les chambres, puisque pendant la nuit il n'y a normalement pas de consommation de courant dans ces pièces. Rappelons que pendant le sommeil nous sommes particulièrement sensibles aux CEM.

☞ Attention : *Pour qu'il fonctionne il faut qu'aucun appareil ne reste en veille sur les circuits protégés, donc pas de radioréveil.*

☞ *Certains appareils dont les consommations sont très faibles (petits chargeurs de batterie, postes de radio) ne permettent pas d'enclencher l'IAC. Il faut alors éviter de brancher ces appareils ou choisir un IAC adapté.*

Informations pratiques et mise en œuvre

☞ *Faut-il installer un modèle unipolaire (qui ne coupe que la phase), ou bipolaire (qui coupe la phase et le neutre) ?*

Nous avons vu que seule la phase émet un champ électrique. Il suffit donc de couper la phase.

☞ *Faut-il un ou plusieurs IAC ?**

Plusieurs solutions sont possibles :

1) Un IAC par pièce. Cette solution nécessite plusieurs appareils. Elle permet une indépendance de chaque pièce.

2) Un IAC par groupe de deux ou trois pièces. Cette solution est plus économique.

3) Un IAC pour l'ensemble des chambres : sur le même appareil, on peut brancher plusieurs circuits lumière et prises de courant, à condition que la charge de l'ensemble des circuits protégés par le même appareil ne dépasse pas son calibre, c'est-à-dire 16 A ou 20 A. Mais dans les chambres il n'y a généralement que de faibles consommations. Dans cette configuration, les circuits branchés sur le même IAC sont protégés lorsqu'il n'y a aucune consommation sur l'ensemble des circuits concernés. On peut regrouper des chambres à condition que les occupants aient des rythmes de vie à peu près identiques.

   Pour brancher plusieurs circuits sur un même IAC, il faut un disjoncteur avant l'IAC et un disjoncteur en tête de chacun des circuits, après l'IAC.

Interrupteur automatique de champs : que choisir ?

La fiabilité est la qualité première à exiger. Cet appareil doit fonctionner de nombreuses années ; il est essentiel de ne pas risquer la panne.

Les IAC s'enclenchent à partir d'un certain seuil d'intensité. Il est important de pouvoir allumer une lampe dont la consommation est faible (lampe fluocompacte, par exemple).

Avec les petits consommateurs, il faut utiliser soit un IAC très sensible, soit ajouter un accessoire (résistor qui produit une pointe d'intensité à l'allumage) à brancher sur chacun de ces petits consommateurs.

Un test comparatif paru dans le cahier 55 de la revue allemande « Wohnung und Gesundheit » (Habitat et Santé) place en tête les appareils « Biologa » pour leurs performances, leur fiabilité, le nombre de leurs homologations internationales. Un témoin lumineux adaptable sur une prise de courant permet de contrôler l'absence de tension. Les IAC Biologa sont les seuls à offrir une ***longue durée de garantie,*** *de trois ans pour le premier modèle et cinq ans pour les autres.*

Prix public TTC : de 130 à 225 € selon les modèles.

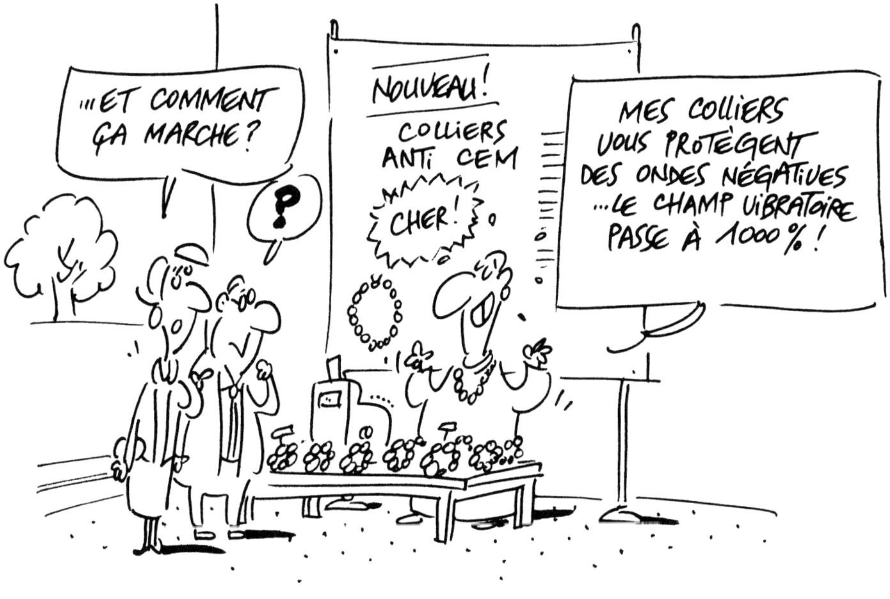
...ET COMMENT ÇA MARCHE?
?
NOUVEAU!
COLLIERS ANTI CEM
CHER!
MES COLLIERS VOUS PROTÈGENT DES ONDES NÉGATIVES ...LE CHAMP VIBRATOIRE PASSE À 1000%!

12

FAUSSES SOLUTIONS

Méfions-nous des systèmes « miracles » qui prétendent apporter des solutions à toutes les pollutions électromagnétiques.

Vous ne trouverez pas dans ce livre des panacées qui apportent les solutions à toutes les pollutions électromagnétiques. Pas de trucs qui arrêteraient toutes les ondes nocives, ou qui transformeraient les mauvaises ondes en bonnes ondes.

Pourtant, vous pouvez trouver des publicités pour vanter ces remèdes-miracles aux pollutions électromagnétiques. Il suffirait de poser un objet sur le compteur ou sur le disjoncteur ; et le miracle se produit !!! Des systèmes auraient un pouvoir de créer un champ vibratoire qui harmonise, équilibre...

Et ça se vend bien. Vous trouverez très facilement quelqu'un pour vous vendre le truc qui transformerait la maison la plus malsaine en maison bio. De même, on propose des pastilles qui neutraliseraient les ondes nocives des téléphones portables, des téléviseurs et des écrans d'ordinateurs. Ces solutions ne passent pas l'épreuve du contrôle par les mesures.

Pourtant, avec ces systèmes, on constate parfois une amélioration, comme s'il y avait une annulation ou une diminution des effets des rayonnements électromagnétiques. En fait c'est un effet placebo.

Plus vous y croyez et plus c'est efficace. Si vous vous sentez protégés, vous résisterez mieux aux agressions des champs électromagnétiques. Des études scientifiques montrent bien qu'il y a des effets, en particulier sur la réduction du stress. Mais les champs électromagnétiques sont toujours présents et ils sont générateurs de perturbations. Le mieux-être que l'on peut ressentir grâce à ces systèmes n'est pas durable.

Si la confiance, l'état d'esprit positif ont un effet bénéfique, la peur joue un rôle opposé.

Il ne faut pas voir des risques là où ils ne sont pas. Des personnes vont mal parce qu'elles voient des dangers partout et elles dépenseraient des fortunes pour se protéger. Des mesures et quelques bons conseils suffisent le plus souvent pour les rassurer.

LA PEUR peut faire plus de mal
que les rayonnements électromagnétiques eux-mêmes.

S'il est important de connaître les risques,
il est aussi important de ne pas les exagérer
et de ne pas voir des dangers partout.

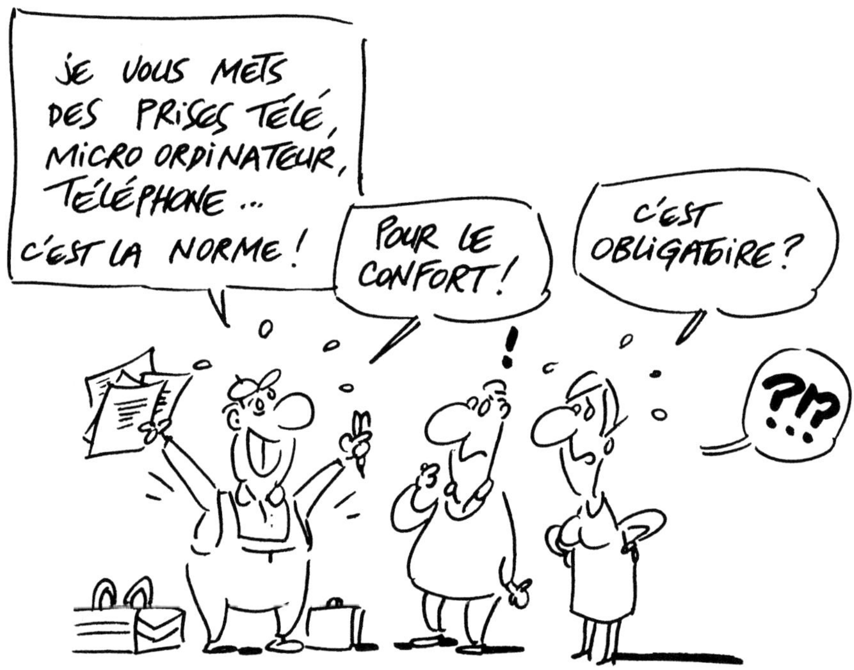
JE VOUS METS DES PRISES TÉLÉ, MICRO ORDINATEUR, TÉLÉPHONE ... C'EST LA NORME !
POUR LE CONFORT !
C'EST OBLIGATOIRE ?
?!?

13

INSTALLATION ÉLECTRIQUE BIOTIQUE OU BIOCOMPATIBLE

Pour réaliser une installation électrique biocompatible, on utilise les moyens les mieux appropriés à chaque cas particulier.

Electricité biotique ou biocompatible

Pour désigner des installations qui prennent en compte la préservation des champs électromagnétiques, certains parlent de bioélectricité ou d'électricité bio, par analogie avec la bioconstruction, mais ces termes ne sont pas adaptés. L'installation d'électricité n'est pas bio.
La dénomination la mieux appropriée serait ***« électricité biocompatible »***!... On utilise souvent l'appellation ***« électricité biotique »***.

Peut-on réaliser soi-même son installation électrique ?

C'est possible à condition d'avoir quelques connaissances en électricité et d'apporter le plus grand soin à sa réalisation. Il faut respecter la norme NF C15-100. On peut se procurer le guide Promotélec concernant les installations électriques dans les locaux d'habitation, qui contient les éléments essentiels de cette norme. Prix : 10,00 €
Adresse : Promotélec, Tour Chantecoq, 5, rue Chantecoq 92 808 Puteaux Cedex (nouvelle adresse depuis janvier 2003).
Tél. : 01 41 97 42 22.
Si vous réalisez vous-même votre installation, il est recommandé de vous faire conseiller et assister par un électricien qui ait les compétences requises.

Choisir un électricien

Tout électricien peut, s'il le veut, réaliser l'installation selon les préconisations relatives à l'électricité biocompatible. Mais la majorité des électriciens ne connaissent pas les champs électromagnétiques et encore moins l'électricité biocompatible. Il faudra donc leur donner toutes les informations nécessaires à la bonne réalisation de l'installation.

Quelques électriciens sont expérimentés ou spécialisés dans « l'électricité biotique ». D'autres, qui, occasionnellement, peuvent effectuer une installation conforme aux recommandations qui leur seront faites. Mais il est important de leur formuler clairement les demandes spécifiques.

Il existe maintenant un réseau national d'électriciens compétents pour réaliser des installations électriques biocompatibles, ***le réseau Alterrélec***. *Voir « adresses utiles ».*

Combien ça coûte ?

Une installation électrique biotique coûte un peu plus cher qu'une installation conventionnelle. Le surcoût est plus ou moins important selon les moyens utilisés. Sur l'installation électrique d'une maison en bois, le surcoût sera plus important que sur un autre type de construction, parce que le bois nécessite des précautions particulières. L'utilisation du fil ou du câble blindé entraîne des surcoûts sur le prix du matériel et sur la mise en œuvre.
Cependant, on peut faire des économies par une conception de l'installation bien adaptée aux besoins. La tendance est aujourd'hui au suréquipement, prises pour l'antenne de télévision dans toutes les pièces, par exemple. Si ces équipements figurent sur la norme, ils ne sont pas obligatoires pour autant.
Pour éviter des coûts excessifs, il importe aussi d'utiliser **les moyens les mieux appropriés**.

Choix des moyens

Pour la réalisation d'une installation électrique biocompatible, le choix des moyens doit être fait d'abord en fonction du **rapport efficacité /coût**. Lorsque plusieurs solutions sont possibles, il faut connaître les avantages et les limites de chacune. Il n'y a pas de système universel qui apporterait une solution à tous les problèmes. On fera les choix en fonction des critères cités ci-dessous. Il faut associer des moyens techniques à un ensemble de précautions.

Pour bien réaliser l'installation, pour choisir les moyens de protection, on prend en considération :

– les matériaux de construction,
– les différents éléments de l'installation électrique,
– les exigences selon les pièces et les sensibilités personnelles.

Influence des matériaux de construction

Le réseau électrique est le plus souvent encastré dans les murs, les cloisons, les planchers, les plafonds.

Lorsqu'un circuit sous tension passe à l'intérieur des éléments de la construction, les champs électriques rayonnent plus ou moins, et parfois pas du tout, selon les matériaux. **La nature des matériaux sera donc déterminante dans le choix des moyens** utilisés pour maîtriser les champs électriques.

Le classement des matériaux selon leur aptitude à diffuser ou non les champs électriques sera utile pour choisir les solutions appropriées.

Le classement **CB Dé** prend en compte :

- **La nature des matériaux** : l'indice, de **0** à **9** est l'indicateur de la diffusion électrique par le matériau, **0** correspondant à une diffusion nulle et 9 au maximum.

- **Leur contact ou non avec la terre :** ce critère a une influence dans le comportement électrique des matériaux. On adjoint à l'indice une lettre qui est l'indicateur de cette caractéristique :

  – ***t* si le matériau est en liaison avec la terre. Les murs en maçonnerie et les dalles qui sont liées au sol ou aux murs sont classés *t*.**

  – *i* si le matériau est isolé (électriquement) du sol.

Les cloisons en briques diffusent très peu les champs électriques si elles sont posées sur une dalle en contact avec le sol (**Dé 1 t** ou **Dé 2 t**).

La même cloison posée sur un plancher en bois ou sur une chape isolée (électriquement) rayonne beaucoup les champs électriques (**Dé 5 i** à **Dé 7 i**).

<u>Une structure en métal est classée **Dé 9 i** si elle est isolée. Elle devient **Dé 0 t** si elle est connectée au fil de terre</u>. Dans la pratique, elle peut être plus ou moins isolée et on peut donc avoir des indices intermédiaires.

Il faut distinguer une isolation électrique d'une isolation thermique. Une chape ou une dalle isolée au niveau thermique par un béton de chanvre n'est pas isolée électriquement par rapport au sol. Par contre, le polystyrène est à la fois isolant thermique et électrique.

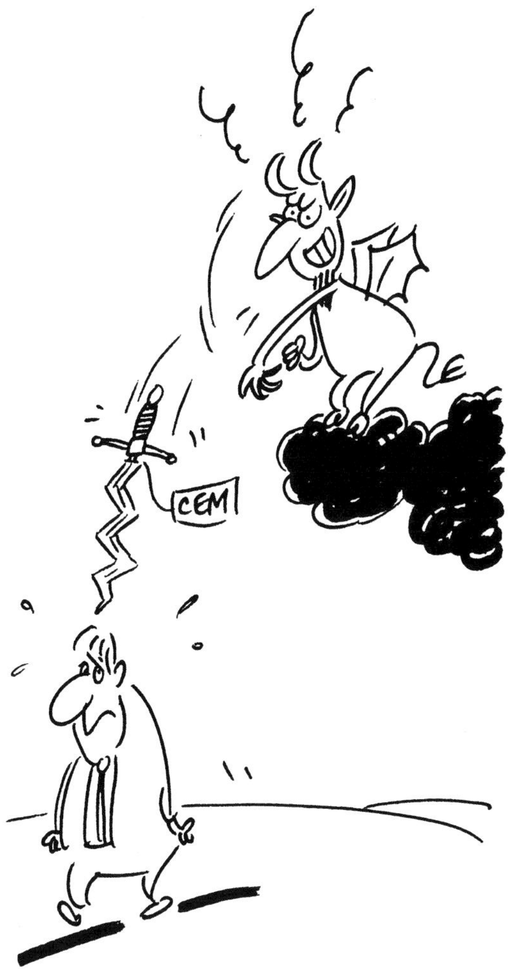

Pour résumer, en pratique, il faut surtout distinguer :

1. **Les matériaux qui neutralisent ou réduisent fortement les rayonnements de champs électriques**. Ce sont essentiellement les matériaux de maçonnerie : terre (crue ou cuite), pierre, béton (de ciment, de chaux, de chanvre...). Ici les matériaux eux-mêmes constituent un blindage autour des gaines et il n'y a pas (ou il y a très peu) d'émission de champs électriques sur la longueur des circuits à condition que toute la longueur de ces circuits soient encastrée dans des matériaux de ces classes.

2. **Les matériaux qui diffusent les champs électriques**. Ce sont surtout :

- les bois et dérivés, les murs à ossature en bois, quel que soit le matériau de remplissage.

- les cloisons sèches (Placo ou Fermacel) à ossature bois ou métallique.

Avec ces matériaux, il est nécessaire d'utiliser des moyens sûrs pour neutraliser les champs électriques émis par les fils électriques. Les fils et gaines blindés sont bien adaptés à ces cas.

Sur la longueur d'un conduit électrique, on peut rencontrer différents matériaux : mur en brique, poutre en bois, huisseries en bois, cloison sèche. C'est alors le matériau qui a l'indice le plus élevé qui détermine le niveau de protection à choisir.

Tableau de classement **CB Dé** *(diffusion champ électrique)*
Indice de 0 *à* 9 *t (en contact avec le sol) ou i (isolé du sol)*

Classe	Matériaux
Dé 0 t	Élément métallique relié à la terre
Dé 0 t à Dé 1 t	Mur de terre, briques de terre crue ou cuite, pierre, béton Dalle en béton , ciment, de chaux, de chanvre…
Dé 1 t ou Dé 2 t	Cloison en brique posée sur une dalle reliée (électriquement) au sol
Dé 5 à Dé 7	Mur à ossature en bois Cloison sèche sur ossature en bois
Dé 7	Huisserie en bois
Dé 5 i à Dé 8 i	Cloison en brique posée sur une dalle isolée électriquement du sol ou sur plancher en bois
Dé 5 i à Dé 8 i	Cloison sèche sur ossature métallique non connectée à la terre
Dé 7 à Dé 8	Murs et planchers en bois
Dé 9 t	Élément métallique non relié à la terre

Les éléments de l'installation électrique

Les émissions des champs électriques se font par les éléments suivants :

1. Le(s) tableau(x) de répartition ainsi que le disjoncteur de branchement et le compteur.
2. Les fils et câbles électriques qui passent dans des conduits encastrés ou apparents.
3. Les appareillages (prises de courant, interrupteurs et appareillages divers) qui sont fixés dans des boîtiers encastrés ou apparents.
4. Les lampes.

Chacun de ces éléments peut émettre des champs électriques et/ou magnétiques plus ou moins intenses.

Tableau de répartition, disjoncteur de branchement et compteur

Le compteur et le tableau de répartition peuvent émettre un champ électrique et un champ magnétique assez intenses jusqu'à une distance de 70 cm à 1,20 m. Il convient de les placer de préférence dans un garage ou un local technique. Il faut surtout les éloigner des chambres et des pièces de repos.

Dans un appartement, on n'a pas toujours la possibilité de choisir l'emplacement. Il faut alors utiliser des matériaux qui font écran. Un tableau ou un coffret en métal, de même qu'un cache-tableau constituent une protection contre le champ électrique. Si le tableau est fixé sur un mur ou une cloison en bois, il faut poser un écran en métal (ou en un autre matériau conducteur), relié au fil de terre entre le tableau et le support.

Ces solutions sont valables pour éliminer les émissions de champs électriques, mais elles n'ont pas d'effet sur le champ magnétique. Pour le réduire au minimum, le tableau doit être câblé avec le plus grand soin, en particulier en évitant, autant que possible, les phénomènes de boucle à l'intérieur du coffret. Pour chaque circuit, les deux fils doivent être aussi rapprochés que possible, spécialement ceux qui supportent les plus fortes intensités.

Conduits électriques

Les conduits électriques sont constitués, le plus souvent, d'une gaine ICT à l'intérieur de laquelle passent les fils électriques.

En raison des grandes longueurs de conduits et du fait qu'ils passent dans la plupart des éléments de la construction, ils sont souvent la première source des champs électriques.

Selon la classification **CB Dé** des matériaux, il conviendra d'utiliser les moyens adaptés pour maîtriser ces champs électriques.

Il est recommandé d'utiliser du fil blindé (pour la phase seulement) ou des gaines blindées pour les conduits qui passent dans les matériaux favorisant la diffusion des champs électriques (Dé 2 à Dé 9), même si ce n'est que sur une partie de sa longueur.

Par contre, si toute la longueur de la gaine est encastrée dans des matériaux qui ne laissent pas (ou qui laissent très peu) diffuser le champ électrique (Dé 0 ou Dé 1), il n'est pas nécessaire d'utiliser du fil blindé.

☞ *Par où passer les circuits électriques ?*

On entend quelquefois les recommandations suivantes :

- Faire la distribution en épis,
- Éviter de passer les circuits à travers les pièces, à l'emplacement des lits, à la tête des lits.

Parfois ces précautions permettent de diminuer les champs électriques dans des endroits sensibles, mais elles ne suffisent pas pour obtenir une protection satisfaisante.

Lorsque les circuits sont en fils blindés, ces précautions ne sont pas utiles en ce qui concerne la protection contre les champs électromagnétiques.

Boîtiers et appareillages

Les boîtiers et les appareillages peuvent diffuser un champ électrique, plus ou moins, selon la nature des matériaux dans lesquels ils sont encastrés. Contrairement aux fils électriques, ces appareillages rayonnent les champs électriques dans un espace restreint : jusqu'à une distance de 20 à 70 cm. Là aussi la nature des matériaux joue un rôle prédominant.

Pour réduire ces rayonnements, plusieurs solutions sont possibles

- **Les boîtiers blindés** (faradisés) prolongent la protection du blindage des fils. Ce sont des boîtiers ordinaires dont on a enduit la surface extérieure avec une peinture conductrice au graphite. On peut associer à ces boîtiers des interrupteurs et des prises de courant avec cadre métallique pour obtenir une efficacité optimale. L'ensemble boîtier et cadre en métal forme une cage de faraday qui atténue les émissions de champs électriques (ceux-ci ne sont pas complètement supprimés parce que la cage de Faraday n'est pas parfaite). Son efficacité dépend du soin qu'on apporte à sa mise en œuvre. La surface extérieure du boîtier doit être complètement enduite de peinture au graphite, ainsi que la surface sur laquelle vient en contact le cadre métallique. Le blindage doit être raccordé au fil de terre. Ces boîtiers conviennent quand ils doivent être encastrés dans des matériaux de classe Dé 5 à Dé 9, surtout dans les chambres et les pièces de repos.
- **L'éloignement** par rapport aux lits et autres lieux sensibles. Si le rayonnement de champs électriques est faible, un éloignement de 30 à 40 cm suffit. Si les boîtiers sont sur une paroi en bois, il faut 60 à 80 cm. L'utilisation des boîtiers faradisés permet de réduire à 20 cm environ cette distance.
- **Les interrupteurs automatiques de champs** éliminent bien les champs électriques sur l'ensemble du circuit. Ils peuvent constituer un bon complément aux fils blindés. Ils sont bien adaptés pour les personnes très sensibles. Cette solution est plus coûteuse que les premières solutions, mais elle est aussi plus efficace car la protection est assurée jusqu'aux appareils branchés sur les prises de courant.

☞ (Voir le chapitre 11 « Les interrupteurs automatiques de champs »)

Lampes

Une lampe, selon les matériaux qui la constituent, diffuse plus ou moins les champs électriques. Comme pour les matériaux de construction, on utilise le classement Dé 0 à Dé 9.

Le rayonnement dépend aussi des dimensions des lampes : plus elles sont grandes, plus le champ électrique est fort.

Classement des lampes selon les matériaux :

- Dé 0 t : métal connecté au fil de terre
- Dé 2 à Dé 4 : porcelaine, plastiques…
- Dé 5 à Dé 7 : bois
- Dé 8 i à 9 i : métal non connecté au fil de terre

Les lampes en métal doivent être impérativement connectées au fil de terre. Les armatures des abat-jour sont souvent en métal.

Il faut utiliser les lampes de classe I (avec raccordement au fil de terre) chaque fois que c'est possible.

Les lampes de classe II (sans raccordement au fil de terre) sont recommandées dans les salles de bains, à l'extérieur et dans tout local humide pour des raisons de sécurité. Il faut éviter de les utiliser dans les autres pièces.

☞ *(Voir le chapitre « les éclairages ».)*

Prévention et protection, quelles solutions choisir ?

Aucun moyen technique ne peut, à lui seul, résoudre tous les problèmes de champs électromagnétiques. Il faudra associer un ensemble de précautions et de moyens techniques, adaptés aux différentes situations. Les fils blindés et les IAC sont les moyens les plus fréquemment utilisés. Pour des cas particuliers, d'autres solutions sont bien adaptées. Se reporter au chapitre « Comment se préserver des CEM ? ».

Fils blindés ou IAC ?

En général, dans un projet de construction ou de rénovation, pour réduire au maximum les expositions aux CEM, on a le choix entre les fils blindés et les interrupteurs automatiques de champs. Chaque cas est particulier, mais on peut définir quelques règles :

- Pour une maison en bois (ou simplement à ossature bois), les fils et câbles blindés ou les gaines blindées s'imposent sur l'ensemble de la maison. Avec des matériaux classés Dé 3 à Dé 9 ils sont recommandés. Plus l'indice est élevé et plus le fil blindé est justifié. On y associera des protections complémentaires et quelques précautions.
- Les IAC présentent l'avantage de supprimer les émissions de champs électriques sur l'ensemble des circuits protégés : réseau de fils, interrupteurs, prises de courant, appareils branchés sur les prises de courant (lampes de chevet, en particulier). Ils ne conviennent pas pour les inconditionnels du radioréveil, à moins de passer une ligne séparée pour l'alimenter. Ils ne suffisent pas dans les cas d'utilisation de matériaux classés Dé 4 à Dé 9, parce que là, dès qu'une lampe est allumée sur les circuits concernés, la protection n'est plus effective. Ils sont adaptés surtout pour les chambres (voir le chapitre consacré aux IAC).
- Dans les habitations destinées aux personnes hypersensibles ou très sensibles, il faut prévoir à la fois les fils blindés et les IAC. De plus, il faudra prendre un ensemble de précautions pour éliminer totalement les CEM.

Quel appareillage utiliser ?

Pour l'essentiel, on utilise le matériel électrique conventionnel. Il y a peu de matériel spécifique pour la maîtrise des CEM, à part les fils, câbles et gaines blindés, les interrupteurs automatiques de champs et des matériaux qui font écran aux champs électriques.

Chaque fois que c'est possible, il faut choisir de préférence des appareils de classe I (connectés au fil de terre).

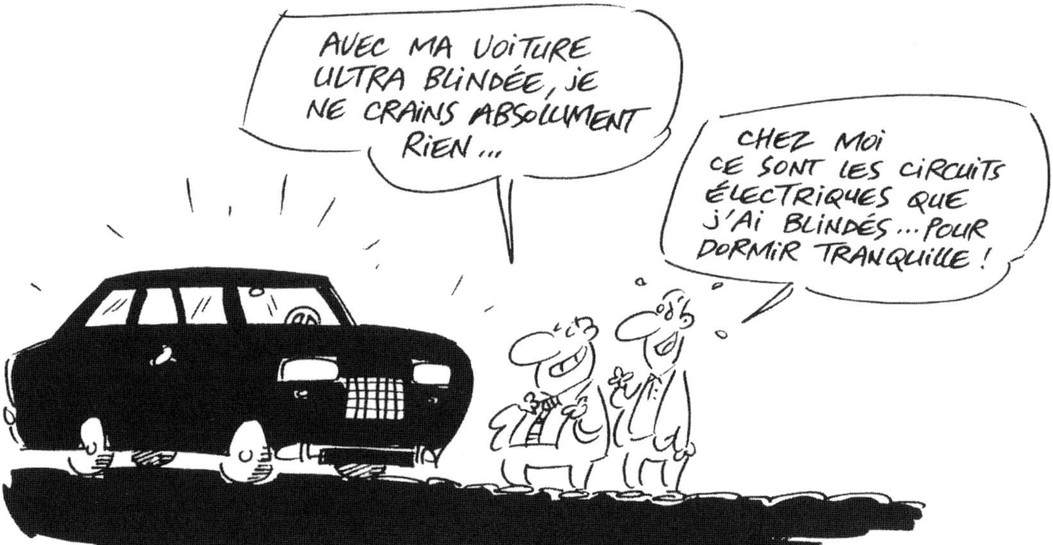
AVEC MA VOITURE ULTRA BLINDÉE, JE NE CRAINS ABSOLUMENT RIEN...
CHEZ MOI CE SONT LES CIRCUITS ÉLECTRIQUES QUE J'AI BLINDÉS... POUR DORMIR TRANQUILLE !

Amélioration d'une installation existante

Sur une installation existante, il est toujours possible d'apporter quelques améliorations pour supprimer ou réduire les champs électriques et magnétiques.

Il est préférable de commencer par effectuer les mesures de CEM. Ensuite, selon les problèmes à résoudre, on pourra choisir les moyens les mieux appropriés pour assainir l'installation.

Souvent l'interrupteur automatique de champs est bien adapté pour éliminer les champs électriques, sur une installation déjà réalisée, en particulier pour les chambres. Il est facile à installer et ne nécessite pas, en général, d'intervention sur le réseau de distribution.

Sur des installations très anciennes, il faut prévoir quelques travaux d'adaptation aux normes.

Optimisation des moyens, étude d'installation

Parfois il n'est pas facile de choisir l'ensemble des moyens les mieux appropriés pour se préserver des champs électromagnétiques en prenant en compte tous les facteurs. Pour optimiser ces moyens, il peut être opportun de demander des conseils, une étude, l'assistance technique ou la réalisation à un professionnel compétent.

14

LA PRISE DE TERRE

Une bonne prise de terre sur laquelle seront connectées les structures métalliques des appareils électriques et de la construction est un élément essentiel.

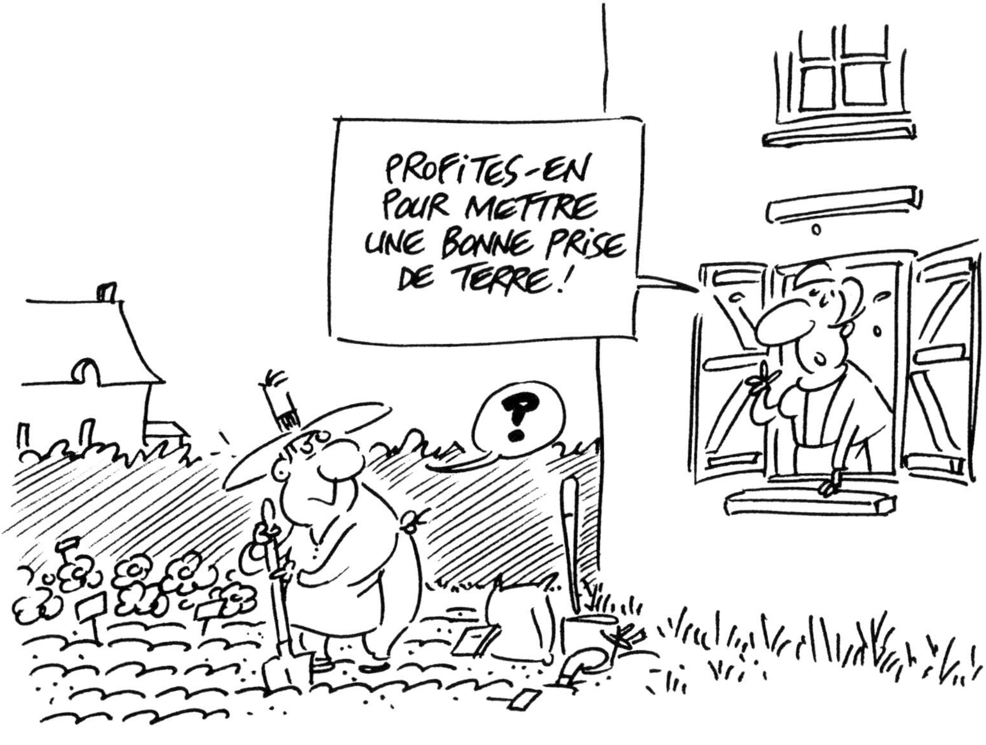

La prise de terre est un élément essentiel de l'installation électrique. Elle a deux rôles très importants :

- Elle assure une fonction de sécurité contre les risques d'électrocution, en association avec l'interrupteur différentiel. Pour que la prise de terre remplisse bien cette fonction, les carcasses métalliques des appareils électriques doivent être connectées à la terre (sauf si les appareils sont de classe II, c'est-à-dire à double isolement).

- Elle neutralise les champs électriques que peuvent diffuser les structures en métal du bâtiment, les carcasses des appareils et machines électriques.

Sur des installations électriques très anciennes, il arrive que la prise de terre soit inexistante. Il est primordial d'y remédier.

Réalisation d'une bonne prise de terre

Les critères essentiels de la réalisation d'une bonne prise de terre sont :

- Une résistance suffisamment faible,
- Un emplacement où il n'y a pas de perturbations électriques.

La prise de terre doit être conforme à la norme NF C15-100.

Pour une nouvelle construction, le plus simple est de la réaliser par l'intermédiaire d'un ceinturage à fond de fouille par un câble en cuivre nu de 25 mm^2 de section.

Pour une habitation existante, on aura le choix entre :

- **un câble en cuivre nu** de section 25 mm^2 enterré dans une tranchée à une profondeur d'un mètre. La longueur du câble dépendra de la résistivité du sol : 15 mètres en moyenne. Il est aussi possible d'enrouler le câble en spirale dans un trou d'environ 2 mètres de diamètre ;
- **une grille** en cuivre ou en acier galvanisé ;
- **des piquets,** enfoncés à 1,5 ou 2 mètres de profondeur, reliés entre eux par un câble de cuivre nu de 25 mm^2 de section.

La connexion entre un piquet ou une grille en acier galvanisé et un câble en cuivre, si elle n'est pas soudée, doit être de préférence réalisée hors sol.

Il est recommandé dans ce cas d'installer un regard qui permet un accès à la connexion.

Les prises de terre ne doivent pas être réalisées dans un endroit où il y a risque de corrosion.

La résistance de la prise de terre

Selon la norme NF C15-100, la résistance de la prise de terre doit être au plus égale à 100 ohms. Cependant, si la nature du terrain ne permet pas d'obtenir une valeur satisfaisante (sol pierreux, sable...), la norme admet des résistances supérieures, à condition d'utiliser un dispositif différentiel de haute sensibilité (qui est toujours obligatoire). Exceptionnellement, elle tolère des valeurs supérieures à 500 ohms.

Ces normes sont établies pour assurer la sécurité contre les risques d'électrocution. Mais pour neutraliser les champs électriques et les tensions parasites, quelle doit être cette résistance ?
On peut l'évaluer d'après la chute de tension admissible sur le conducteur de protection.

Avec un dispositif différentiel de 30 mA, le courant de fuite peut être de 20 mA, soit 0,02 A au maximum puisque c'est à cette valeur qu'il déclenche.

Avec une résistance de terre de 50 ohms, la chute de tension sera de :

$$u = ri \; ; \; \text{soit } 50 \times 0{,}02 = 1 \text{ V.}$$

Une valeur de 50 ohms est donc la limite acceptable.

Mais si la sensibilité du différentiel est différente (c'est le cas dans les anciennes installations), les valeurs admises dépendront de cette sensibilité. Pour un différentiel de 300 mA, on recommande une résistance de 5 à 10 ohms au maximum. Il sera souvent plus facile de poser une protection différentielle adaptée à la prise de terre que de refaire la prise de terre. De plus, un dispositif différentiel de 30 mA est nécessaire pour mettre l'installation en conformité avec les normes actuelles.

La norme dit également que la résistance de la prise de terre doit aussi être nettement plus faible que celle que peuvent constituer les canalisations d'eau, de gaz ou de chauffage central.

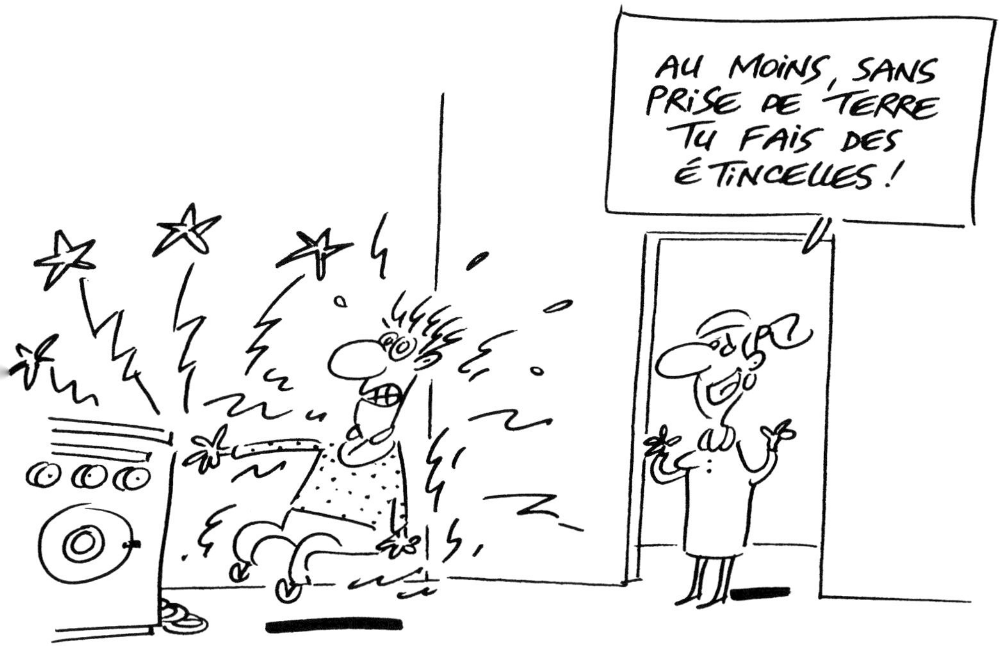
AU MOINS, SANS PRISE DE TERRE TU FAIS DES ÉTINCELLES !

☞ *La recommandation, que l'on entend très souvent, préconisant de réaliser des prises de terre de 10 ohms au maximum, date de l'époque où les dispositifs de protection différentielle étaient de 300 ou de 500 mA. Avec des différentiels de haute sensibilité (30 mA), des résistances aussi basses ne se justifient plus. On recommande une prise de terre de 50 ohms au maximum et des protections différentielles de 30 mA pour l'ensemble de l'installation.*

La résistance de la prise de terre dépend :

- De la surface de contact entre le métal et la terre. On peut jouer sur la longueur de câble ou le nombre de piquets pour diminuer la résistance ;

- De la résistivité de la terre qui dépend de sa nature et de l'humidité. Dans un sol rocheux ou sablonneux, elle est élevée. Dans une bonne terre végétale ou argileuse, elle est plus faible. Pour rendre le sol plus conducteur, on peut rapporter de la terre végétale. On peut aussi ajouter à la terre du charbon en poussière et même de la limaille métallique.

☞ *La prise de terre doit être enfouie à une profondeur d'environ un mètre pour être efficace par tous les temps, aussi bien lorsqu'il gèle que par temps sec.*

☞ *Un piquet de terre enfoncé à une profondeur de plusieurs mètres permet parfois d'atteindre des couches géologiques de meilleure conductivité.*

Précaution importante

Il faudra éviter d'implanter la prise de terre en un lieu où il y a des perturbations électriques dues à la prise de terre d'un transformateur, d'une ligne électrique, d'un relais de téléphonie mobile, d'un poste de clôture électrique, ou à une ligne de chemin de fer électrifiée.

15

LES ÉCLAIRAGES

Une lampe rayonne parfois des champs électriques et magnétiques très intenses.

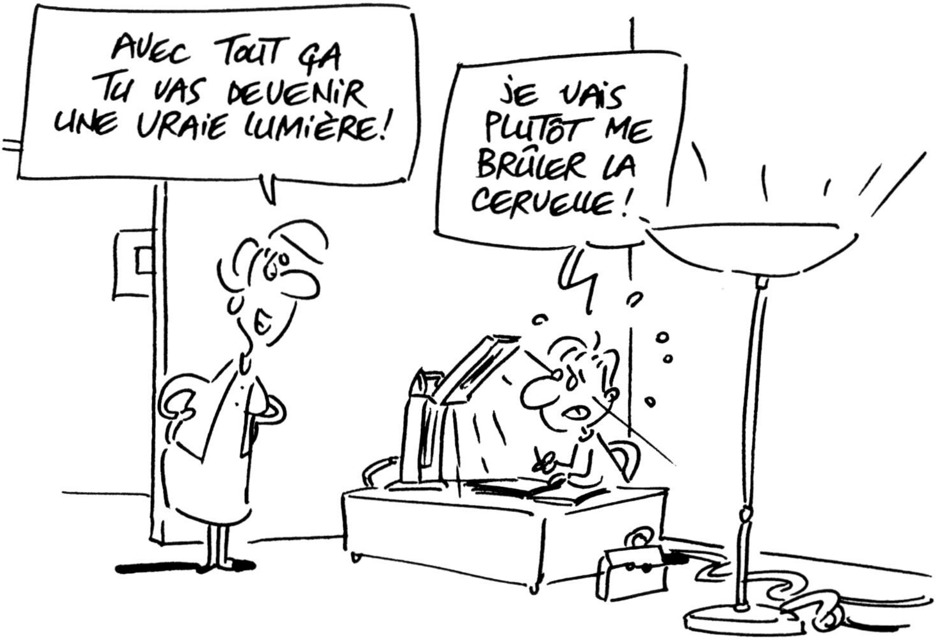
AVEC TOUT ÇA TU VAS DEVENIR UNE VRAIE LUMIÈRE!
JE VAIS PLUTÔT ME BRÛLER LA CERVELLE!

☞ *Dans notre environnement, les éclairages sont parmi les principales sources de CEM.*

Voici les principaux champs électriques et magnétiques concernant les éclairages :

1) Certains types d'éclairages génèrent des champs magnétiques du fait de la présence de transformateurs et de ballasts. Ces équipements exigent un éloignement de 70 cm à 1 m.

2) Les lustres et autres lampes en métal (quand ils sont allumés), les armatures des abat-jour rayonnent des champs électriques intenses. Plus les structures en métal sont grandes, plus les champs électriques sont intenses et plus ils rayonnent loin. Un raccordement à la terre des éléments métalliques neutralise ces champs.

3) Les variateurs de lumière sont générateurs d'harmoniques et de variations particulières des courants qui rendent les CEM plus nocifs.

4) Si la phase n'est pas coupée par l'interrupteur (placé sur le cordon d'alimentation), la lampe émet un champ électrique même si elle est éteinte, car la phase arrive jusqu'à la lampe. Lorsque l'interrupteur coupe la phase, il n'y a pas de champs électriques quand la lampe est éteinte. Avec un interrupteur bipolaire, les deux fils sont coupés, ce qui supprime tous risques de champs électriques lorsque la lampe est éteinte.

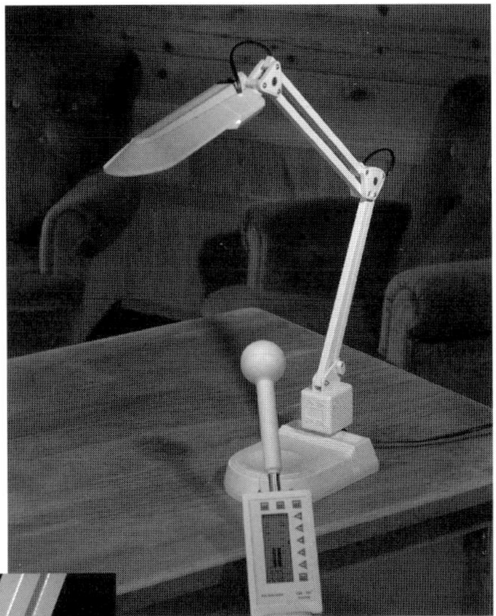

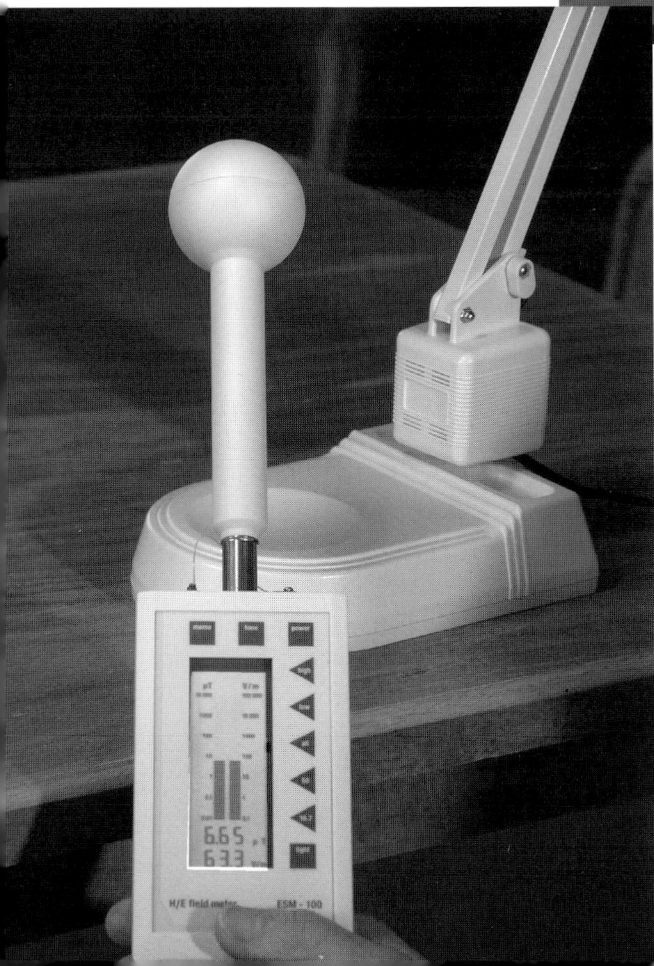
µT
V/m
6.65
633
ESM - 100

Choix des éclairages

Le choix des éclairages dépendra :

- du besoin d'éclairement selon les lieux,
- de la qualité de la lumière voulue,
- des CEM,
- des consommations.

Lampes à incandescence

Ce sont les lampes traditionnelles. Elles ont un rendement médiocre et leur durée de vie est relativement courte (1 000 heures). Elles n'émettent pas de champs électriques et magnétiques excessifs. Le plus souvent, les émissions de champs électriques ne sont pas dues aux ampoules elles-mêmes, mais aux structures métalliques des lustres, des abat-jour, des supports.

Lampes fluocompactes ou lampes « basse consommation »

Elles présentent de nombreux avantages :

- Très économes en énergie (quatre à cinq fois moins de consommation que les lampes à incandescence pour le mêm
- Durée de vie de 10 000 heures, à condition de choisir des lampes de qualité.
- Pas d'échauffement ni de détérioration des douilles.
- Choix entre des couleurs de lumière blanche ou jaune.

☞ *À noter qu'en fin de vie ces lampes deviennent des déchets très polluants à cause du mercure qu'elles contiennent. Elles doivent être stockées à part en déchetterie et recyclées.*

Et les champs électromagnétiques ?

Les lampes fluocompactes sont munies d'un ballast électronique dont la fréquence de fonctionnement est de 35 kHz (kilohertz) environ. Elles émettent donc des CEM relativement faibles dans cette fréquence.
Il faut observer une distance de sécurité d'environ 50 à 80 cm selon les modèles. En plafonniers et en appliques, elles ne posent pas de problèmes. Par contre, pour les lampes de bureau ou de chevet, elles sont à utiliser avec prudence.

Tubes fluorescents

Abusivement appelés néons, ils sont identiques aux lampes fluocompactes dans leur principe. Ils présentent les mêmes avantages. Ces tubes sont installés dans une réglette ou un plafonnier qui contient les accessoires nécessaires à leur fonctionnement, et en particulier le ballast.

Le ballast électronique est à recommander de préférence au ballast ferromagnétique.

Le ballast électronique présente de nombreux avantages :

- Meilleur rendement,
- Lumière très stable (pas de papillotement),
- Pas d'échauffement,
- Pas de vibration,
- Meilleure durabilité et pas besoin de starter.

À cause du ballast, il faut prendre avec les tubes fluorescents les mêmes précautions qu'avec les lampes fluocompactes. On recommande un éloignement d'environ un mètre par rapport au ballast.

Lampes halogènes

Les lampes halogènes se sont beaucoup répandues depuis une dizaine d'années. Elles sont utilisées sous 4 formes différentes :

- Les lampadaires et les projecteurs fonctionnent en 230 volts. Ils ont des lampes de 300 à 500 watts et sont donc de gros consommateurs. Les lampadaires doivent impérativement être branchés sur des prises de courant avec borne de terre pour des raisons de sécurité et pour éviter les champs électriques.
- Les spots encastrés (de 15 à 50 watts) sont beaucoup utilisés surtout dans les salles de bains, les cuisines et les couloirs. Pour l'éclairage d'une pièce il n'est pas rare qu'il y en ait huit ou dix, ce qui fait des consommations excessives. Ces spots fonctionnent en général en basse tension. Ils sont donc alimentés par des transformateurs qui émettent des champs magnétiques. Ils peuvent être ferromagnétiques ou électroniques. Il faut observer une distance de sécurité de 70 cm à 1 m, selon les modèles, par rapport à ces transformateurs.

  Il existe aussi des spots halogènes en 230 volts.
- Les lampes halogènes de bureau ont le transformateur dans le pied. Il faut donc observer une distance de sécurité de 80 cm au minimum et parfois 1 m pour se préserver du champ magnétique. Cette distance est difficilement compatible avec son utilisation en tant que lampe de bureau.
- Pour les lampes halogènes utilisées en éclairage direct, il faut aussi veiller à ce qu'il y ait une protection contre les ultraviolets. Cette protection est constituée par une vitre ou une double enveloppe. Les spots qui ont la protection portent, sur l'emballage, la mention « stop UV ».
- Des séries de spots sont parfois branchés sur deux câbles tendus. Ce type d'installation génère des champs magnétiques très forts, d'autant plus forts que les câbles sont plus écartés et la puissance installée est importante.

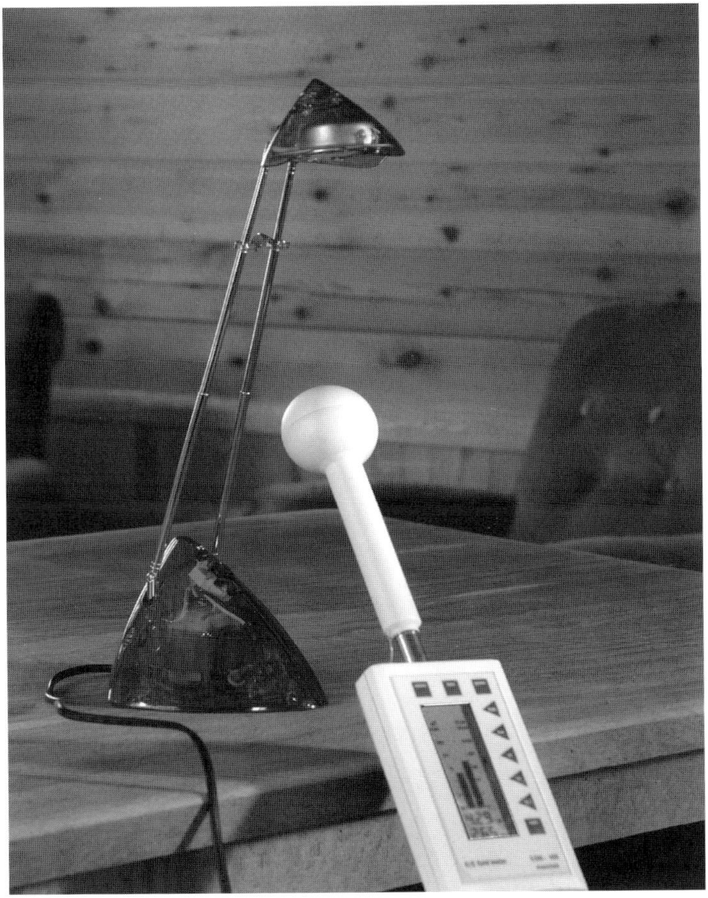

Les lampes halogènes devraient être utilisées avec précaution et réservées à des usages limités, car elles consomment beaucoup d'énergie et elles génèrent souvent des champs électromagnétiques intenses.

*En science comme ailleurs, l'inertie intellectuelle, la mode,
le poids des institutions et l'autoritarisme sont toujours à craindre.*

Hubert Reeves

16

LES HYPERFRÉQUENCES

L'utilisation du téléphone portable comporte des risques graves si on ne prend pas les précautions appropriées.

C'est dans la gamme des hyperfréquences que les ondes électromagnétiques se sont le plus développées ces dernières années et les évolutions technologiques en cours et à venir vont encore augmenter leur densité.

Ces ondes sont utilisées dans les télécommunications, les radars, les systèmes de détection, les fours à micro-ondes.

Selon la résolution n° 33-0280/92 du Parlement européen, dans la bande des hyperfréquences, les densités de puissance étaient de moins de 50 picowatts par cm^2 ($50 . 10^{-12} W/cm^2$) en 1950. En 1992, déjà, selon les endroits, on mesurait des valeurs de 1 million à 100 millions de fois plus élevées.

☞ *La cause principale est l'usage massif de la téléphonie mobile.*

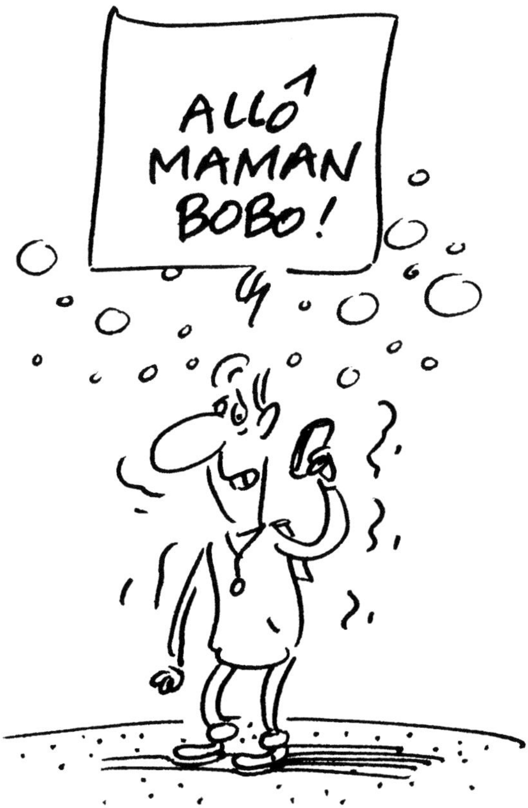
ALLÔ
MAMAN
BOBO !

Les problèmes les plus préoccupants ont pour origine :

- Les téléphones portables eux-mêmes. Les utilisateurs sont très exposés en raison de l'infime distance entre l'appareil émetteur et la tête de la personne. Les antennes-relais, nécessaires au fonctionnement des réseaux, qui sont implantées sur tout le territoire. Elles sont nombreuses en ville et installées le plus souvent sur des immeubles. En campagne, elles sont placées sur des pylônes métalliques, en particulier le long des grands axes routiers. Les riverains sont exposés constamment aux ondes émises par ces antennes.

- Les téléphones sans fil DECT qui fonctionnent aussi en hyperfréquences. Leur puissance est inférieure à celles des téléphones portables, mais l'usage intensif de ces appareils présente des risques. **De plus, la base de ces téléphones sans fil émet continuellement.** Il faudrait un éloignement de 2 à 3 m, selon les modèles, pour limiter l'exposition à un niveau acceptable. Le téléphone lui-même émet des ondes seulement pendant la communication. Le risque est loin d'être négligeable, surtout pour des usages intensifs.

☞ *De nouvelles technologies utilisant les hyperfréquences se développent très rapidement et augmentent les densités de puissance de ces ondes dans notre environnement.*

La Wi-Fi, en particulier, est de plus en plus utilisée comme moyen de communication avec les équipements informatiques.

D'autres systèmes utilisent les hyperfréquences :

- Les fours à micro-ondes sont présents dans la plupart des cuisines. Avec le vieillissement, les charnières et le joint s'usent, et le four devient de moins en moins étanche.
- Les radars et certains systèmes de détection fonctionnent aussi sur ces fréquences.

Les unités de mesure

Selon qu'on est en *champ proche* ou en *champ lointain,* on utilise des méthodes de mesure différentes.

Selon les cas, on mesure les champs électriques et magnétiques séparément ou bien la densité de puissance en $\mu W/cm^2$ (microwatts par cm^2) ou en $\mu W/m^2$.

L'exposition est dite « en champ proche » si la distance entre l'émetteur et la personne exposée est inférieure à une longueur d'onde, soit 33,3 cm pour la fréquence 900 MHz et 16,6 cm pour la fréquence 1800 MHz.
En champ proche (c'est le cas de l'utilisateur du téléphone portable), on mesure séparément le champ électrique en V/m (volt par mètre) et le champ magnétique en A/m (ampère par mètre) ou en mG (milligauss) ou en µT (microtesla).
En champ lointain (c'est le cas de l'exposition par rapport aux antennes relais) on mesure la densité de puissance de l'onde électromagnétique en W/m^2 (watt par m^2), en $\mu W/cm^2$ (microwatt par cm^2) ou en $\mu W/m^2$.

Les normes

Selon la recommandation du Conseil de l'Europe du 12 juillet 1999, les valeurs limites d'exposition aux hyperfréquences sont de 41 V/m pour la fréquence 1 800 MHz et de 58 V/m pour la fréquence 900 MHz. Cette norme est établie en fonction des effets thermiques.

La limite fixée par le Parlement européen est de 1 V/m, soit 0,3 $\mu W/cm^2$. Elle prend en compte les effets à long terme.

Dans le cadre de la compatibilité électromagnétique (risques de perturbation du fonctionnement des appareils), les normes européennes et françaises limitent les champs électriques à 3 V/m.

Des scientifiques indépendants préconisent 0,6 V/m comme limite d'exposition. Mais compte tenu des incertitudes et des personnes sensibles, voire hypersensibles, il serait souhaitable de prendre comme objectif le seuil de 0,2 V/m.

On manque de recul sur les effets à long terme et on ne sait pas quel est le seuil en dessous duquel il n'y a pas de risques.

☞ *Actuellement, de nombreux assureurs refusent de couvrir les risques liés à l'émission de champs électromagnétiques par les antennes relais. Les compagnies d'assurances ont fait une synthèse des études scientifiques. Leur conclusion : « Le risque existe bien ».*

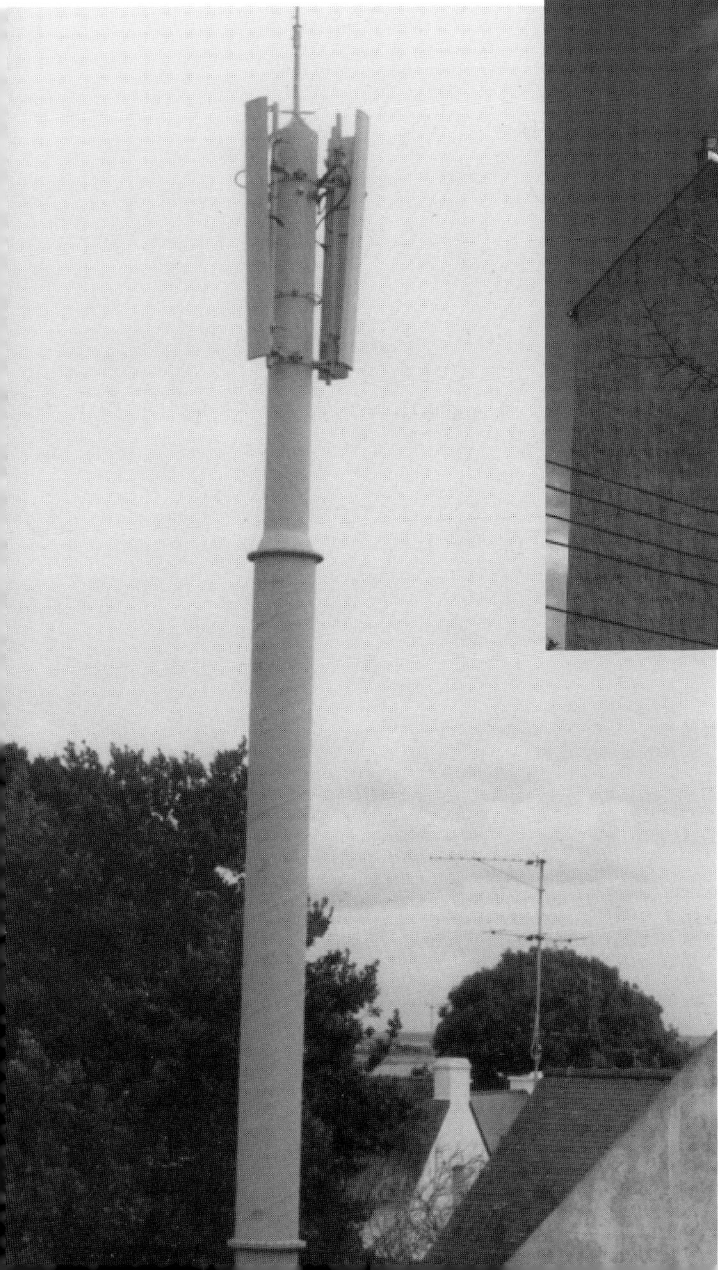

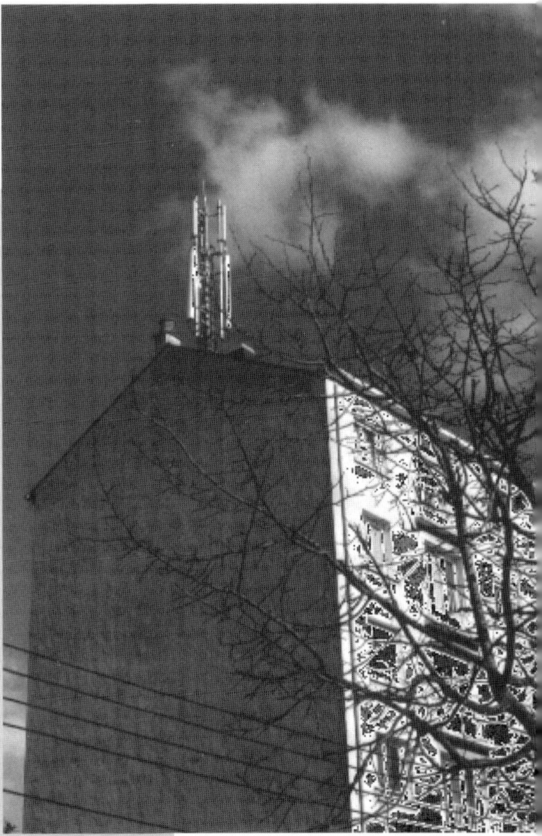

Les effets biologiques des hyperfréquences

☞ *L'utilisation massive des téléphones portables est un phénomène récent. Nous n'avons pas suffisamment de recul à propos des effets à long terme. Mais on constate que c'est en Australie, où ces téléphone sont en usage depuis vingt ans, que les problèmes apparaissent plus massivement.*

Des études et des enquêtes sur les effets biologiques des hyperfréquences nous donnent beaucoup d'éléments sur les risques.

- Les utilisateurs de téléphone portable se plaignent de troubles tels que céphalées, sensation de chaleur, picotements au visage (rapport australien : *Mobile Phones and Their Transmitter Base Stations. The Evidence for Health Hazards*).

- Une enquête effectuée par Roger Santini, en 2001, montre, chez les riverains des stations relais, une augmentation significative des symptômes suivants : fatigue, maux de tête, sommeil perturbé, tendance dépressive, sentiment d'inconfort, difficultés de concentration, perte de mémoire, vertiges. Ces symptômes sont observés jusqu'à la distance de 200 à 300 m pour la fatigue. Les maux de têtes, les perturbations de sommeil et le sentiment d'inconfort sont fréquents jusqu'à 200 m.

- Une enquête effectuée en Espagne donne des résultats similaires.

- Une étude portant sur dix personnes volontaires exposées aux ondes d'un téléphone mobile met en évidence une augmentation de la fréquence des ondes cérébrales de type alpha.

- Les hyperfréquences inhiberaient la mélatonine, ce qui aurait pour effet d'augmenter le nombre de radicaux libres et d'affaiblir les défenses immunitaires.

- L'exposition aux hyperfréquences de faible intensité est comparable à une situation de stress, et se traduit en particulier par l'augmentation du nombre des récepteurs cérébraux impliqués dans l'anxiété.

- Les hyperfréquences à faible densité d'énergie ont des effets sur certains types de récepteurs du cerveau (récepteurs opioïdes et cholinergiques) qui contrôlent l'état dépressif chez l'homme ainsi que les capacités d'apprentissage et de mémorisation chez l'animal.

- Les hyperfréquences modulées en extrêmement basses fréquences perturbent les mouvements cellulaires de l'ion calcium.

- Des signes d'accélération de processus physiologiques faisant penser à un vieillissement plus rapide des sujets exposés sont observés lors d'expositions de longues durées aux hyperfréquences.

- Un signal hyperfréquence de 915 MHz modulé en extrêmement basses fréquences augmente chez le rat **la perméabilité de la barrière hémato-encéphalique**.

- Des souris soumises à une émission hyperfréquence de type GSM (900 MHz) présentent une augmentation significative du risque de lymphomes.

- Une observation publiée en 1998 dans un journal médical australien fait état d'un lien possible entre l'augmentation du nombre de tumeurs cérébrales dans l'Ouest australien (de 1982 à 1994) avec le développement de l'utilisation du téléphone mobile.

- Une étude du médecin suédois Lennart Hardell montre une augmentation des tumeurs au cerveau (jusqu'à 2,5 fois) chez les utilisateurs de téléphone portable.

- Une augmentation significative (de 3 fois) du mélanome de la peau a été mise en évidence chez les travailleurs suédois des télécommunications.

- Une étude portant sur plus de 120 000 militaires polonais exposés à des ondes VHF et à des micro-ondes à des densités de puissance ne dépassant pas 200 µW/cm² pour 80 à 85 % d'entre eux est en cours. Elle révèle une augmentation du risque pour l'ensemble des cancers étudiés (risque relatif de 3, et même plus de 8 pour les cancers du sang, après une durée d'exposition de vingt ans).

- Une augmentation significative (de 3 fois) du **risque de cancer testiculaire** est observée chez les travailleurs exposés aux hyperfréquences et aux ondes radio.

- Une récente étude suédoise menée par l'institut national suédois du travail confirme l'accroissement significatif de risque de cancer du cerveau lié à l'usage du portable. L'équipe de chercheurs, dirigée par Kjell Mild, a étudié les effets liés à l'usage du portable sur une population de 2200 personnes dont 905 atteintes d'une tumeur maligne au cerveau. Elle conclut à un risque accru (240%) des risques pour les utilisateurs intensifs du portable. Elle souligne également une augmentation notable du risque de tumeur sur le côté de la tête où le téléphone est utilisé. Selon Kjell Mild, responsable scientifique de l'étude suédoise, celle-ci est la plus importante menée à ce jour sur l'usage prolongé du téléphone portable, sachant que celui-ci s'est développé en Suède depuis 1984, soit beaucoup plus tôt que dans bien d'autres pays.

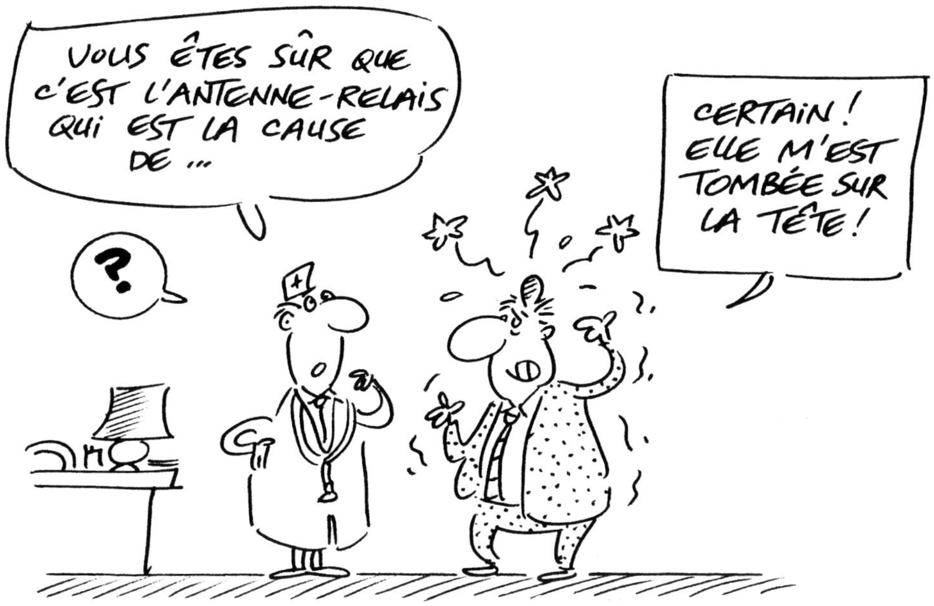
VOUS ÊTES SÛR QUE C'EST L'ANTENNE-RELAIS QUI EST LA CAUSE DE ...
?
CERTAIN ! ELLE M'EST TOMBÉE SUR LA TÊTE !

☞ *Les ondes électromagnétiques affectent surtout le système nerveux (sensations de fatigue, troubles du sommeil, maux de tête, difficultés de concentration, pertes de mémoire), le système endocrinien et le système immunitaire.*

Rayonnement des appareils

Les téléphones portables indiquent maintenant le DAS (débit d'absorption spécifique) en watts par kg. Le DAS représente l'énergie absorbée par la tête de l'utilisateur.

☞ *Il est toujours inférieur au seuil de 2 W/kg de la recommandation européenne du 12 juillet 1999. Mais cette conformité n'est pas suffisante pour qu'on se sente en sécurité, car le seuil réglementaire est bien trop haut. Pour éviter de s'exposer aux risques, il est recommandé de prendre les précautions suivantes.*

Précautions à prendre concernant les téléphones portables

- Utiliser les téléphones portables avec modération.
- Éviter de les utiliser dans les zones où les communications sont difficiles, car dans ces conditions ils émettent à pleine puissance.
- Utiliser l'oreillette qui permet de tenir le téléphone éloigné. Il est reproché à l'oreillette traditionnelle de transmettre le rayonnement électromagnétique jusque dans l'oreille par l'intermédiaire du fil. Maintenant, la solution existe : le nouveau système d'oreillette ***Headset aero-99***, dans lequel la transmission du son se fait par la pression de l'air dans un flexible.
- Pour les utilisations en voiture, faire installer une antenne extérieure.
- Éviter de porter à la ceinture ou dans la poche un téléphone portable en veille, car les ondes qu'il émet pénètrent les organes qui sont proches.
- En raison de leur sensibilité plus importante, les enfants devraient éviter d'utiliser les téléphones portables.
- Les micro-ondes peuvent affecter le fonctionnement d'appareils électroniques. Pour cette raison, les téléphones portables sont interdits dans certains lieux, en particulier dans les milieux hospitaliers du fait du risque d'incompatibilité électromagnétique avec des appareils tels que pompes à perfusion, appareils de dialyse, respirateurs. Les stimulateurs cardiaques peuvent être perturbés également. Une distance de sécurité de 20 cm est recommandée aux porteurs de pacemaker.

Précautions à prendre concernant les stations relais

Il est recommandé d'observer, pour les habitations, une distance de sécurité qui permette de ne pas dépasser une exposition moyenne de 0,1 $\mu W/cm^2$ (microwatt par cm^2).

On prend en compte ici un coefficient de sécurité de 10 par rapport à la densité de puissance de 1 $\mu W/cm^2$ pour laquelle des effets biologiques ont été rapportés. Cela correspond à une **distance de l'ordre de 200 m des stations**. Pour les personnes électrosensibles le niveau d'exposition doit être encore bien plus faible.

Des précautions identiques doivent être prises en ce qui concerne les émetteurs de radio-télévision. Les puissances de ces émetteurs atteignent parfois plusieurs centaines de kilowatts (kW). Les distances de sécurité seront donc nettement plus importantes.

Mesure des hyperfréquences

La plupart des appareils de mesure d'hyperfréquences sont des appareils professionnels très coûteux. Exemple, les CA 41 et CA 43 de Chauvin-Arnoux.

La marque Gigahertz propose des appareils à des prix très abordables, notamment le HF 32D et le HF 35C. Ceux-ci présentent un rapport qualité / prix très intéressant.

Protections par rapport aux antennes relais

Certains matériaux peuvent arrêter ou atténuer les ondes électromagnétiques, en particulier les hyperfréquences émises par les antennes relais. Les fenêtres sont les éléments de la construction les plus perméables aux champs électromagnétiques. En cas d'exposition, c'est au niveau des fenêtres qu'il faudra d'abord mettre des écrans de protection. Il existe des rideaux qui permettent une atténuation de plus de 99 %. Ces rideaux contiennent des fils métalliques extrêmement fin qui constituent l'écran. D'autres écrans sont adaptés pour les murs et les toitures.

Triste époque que celle où il est plus difficile de briser un préjugé qu'un atome.

Albert Einstein

17

LES CEM ET LES ANIMAUX

Les effets des champs électromagnétiques et des courants vagabonds sur les animaux sont unanimement reconnus.

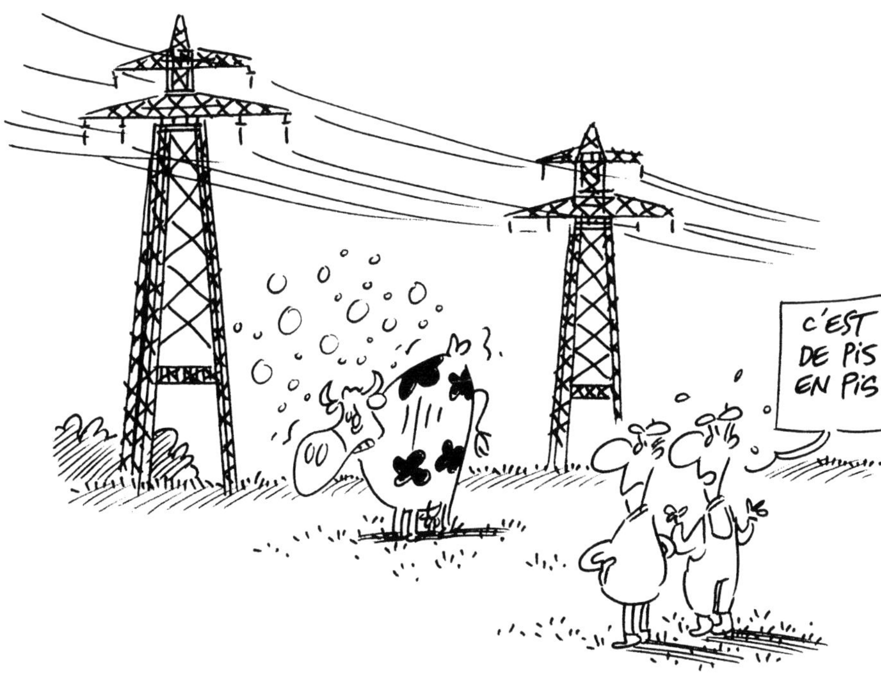

Comme les hommes, les animaux sont sensibles aux champs électriques et aux champs magnétiques. Dans certains élevages, des problèmes sanitaires importants apparaissent en raison des champs électriques et magnétiques auxquels sont exposés les animaux. De plus ceux-ci sont sensibles aux tensions présentes dans les structures métalliques et au sol.

Les courants vagabonds

Ce sont des courants électriques circulant dans le sol ou dans les structures des bâtiments. Ces courants vagabonds sont liés à des différences de potentiel entre différents points. Les animaux sont très sensibles à ces tensions parce que leur résistance électrique est faible comparativement à celle de l'homme qui est isolé du sol par ses chaussures. Cette résistance est d'environ 500 à 1 000 ohms. Le seuil de sensibilité des animaux est de 0,30 volts à 1 volt.

Les causes des courants vagabonds

Les causes de ces courants vagabonds sont diverses :

- Induction de courants par le champ magnétique d'une ligne à haute tension.
- Mauvaises isolation des conducteurs électriques ou d'appareillages.
- Raccordement du neutre de la ligne de distribution à la terre, à proximité des bâtiments d'élevage.
- Courant de retour d'une ligne de chemin de fer électrifiée. Le retour de courant se fait par les rails et par la terre.
- Prise de terre d'une clôture électrique.

Effets sur les animaux

L'exposition aux champs électriques, aux champs magnétiques et aux courants vagabonds provoque chez les animaux des troubles divers. Les plus fréquents sont les suivants.

Chez les vaches laitières :

- Troubles de la lactation : traite parfois incomplète, mammites, taux cellulaires élevés.
- Troubles de la reproduction : diminution de la fécondité, taux d'avortement élevés.
- Troubles digestifs : diarrhées.
- Troubles cutanés.
- Carences en cuivre, en zinc et en sélénium, métaux qui sont des cofacteurs enzymatiques essentiels intervenant dans la reproduction et dans les défenses immunitaires.
- Nervosité.
- Refus d'entrer en salle de traite.

Chez les porcs :

- Baisse de fertilité chez les truies.
- Mortalité importante des porcelets.
- Troubles du comportement, nervosité et cannibalisme des porcelets.

Commentaires

Des éleveurs, des techniciens chargés du suivi des élevages, quelques vétérinaires se préoccupent des problèmes de perturbations causées par les champs électromagnétiques.

Il peut paraître paradoxal que l'on soit plus attentif aux animaux qu'aux humains. La santé des hommes est-elle moins importante que celle des animaux ?

La raison essentielle est d'ordre économique. Les courants parasites et les champs électromagnétiques causent parfois des pertes énormes dans les élevages.

18

L'électricité statique

Les causes principales de l'électricité statique sont les matériaux synthétiques.

☞ *L'électricité statique est une source de champs électriques très fréquente dans notre environnement. On ne dispose pas d'informations sur les risques qu'elle représente pour la santé. Pourtant, elle est une cause fréquente d'inconfort, de désagréments.*

☞ *L'électricité statique est une accumulation de charges électriques qui ne peuvent pas s'évacuer parce qu'elles sont maintenues prisonnières par des matériaux isolants (électriquement). Ces charges génèrent un champ électrique qui peut atteindre plusieurs dizaines de milliers de volts par mètre (V/m).*

Comment se forme l'électricité statique ?

Les charges électrostatiques se forment et s'accumulent sur des surfaces très isolantes (dont la résistance par rapport à la terre est supérieure à 10^{11} ohms) : revêtements de sol en plastique, moquettes synthétiques, sols vitrifiés, matériaux polymères utilisés dans la construction et le mobilier (PVC, acrylique, polyamide, polystyrène expansé, polyester).

Elles se forment le plus souvent par frottement : une règle en plastique sur un pull, les fibres synthétiques entre elles. Les fibres synthétiques des vêtements génèrent de l'électricité statique.

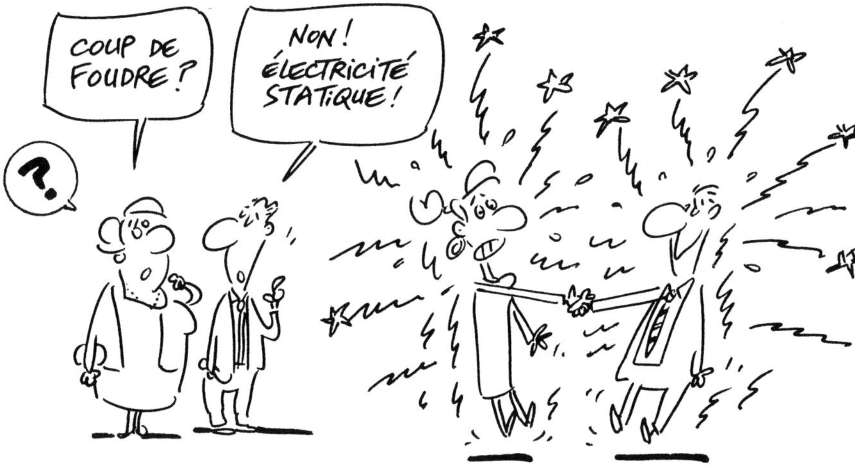

Le corps humain se charge ainsi en électricité. Les semelles de chaussures de haute résistivité électrique empêchent l'écoulement vers le sol des charges électriques. La décharge électrique se produit lors d'un contact avec des matériaux (ou des personnes) reliés à la terre.
On peut constater qu'on est chargé d'électricité lorsqu'on sort d'une voiture. La formation des charges électriques a été provoquée par les sièges en mousse, revêtus de textile synthétique. En sortant de la voiture, si on a des chaussures aux semelles très isolantes, on reste chargé. La décharge se fera lorsqu'on touchera une personne ou une chose reliée à la terre, ou la voiture.

La circulation de l'air sec au contact de peintures acryliques ou de revêtements de tous matériaux synthétiques génère aussi de l'électricité statique.

Le chauffage par convection et en particulier les convecteurs électriques provoquent la formation de charges électriques par frottement d'un air sec sur les matériaux cités précédemment.

Les méfaits de l'électricité statique

L'électricité statique est une source de nuisances, en particulier dans l'habitat.

- Elle nuit au confort. La poussière et autres particules polluantes sont attirées par les murs et par tous les supports qui sont électrisés.
- Les surfaces chargées d'électricité statique (y compris la peau des personnes) attirent les poussières.
- La décharge électrique se produit lors d'un contact avec des matériaux reliés à la terre ou avec une personne.
- Les ions oxygène négatifs sont neutralisés. Or ce sont ces ions, de charge électrique négative, qui sont bénéfiques, qui favorisent les échanges respiratoires dans les alvéoles pulmonaires. Il importe donc de les préserver.

Quelques conseils

Pour éviter l'électricité statique dans nos maisons, on utilisera les matériaux naturels tels que les terres cuites, les parquets huilés, les peintures naturelles à l'eau, les isolants naturels. Par contre, on évitera les peintures chimiques, les vernis, les carrelages émaillés et bien sûr les matériaux synthétiques.

ANNEXES

MESURES : QUELQUES CAS CONCRETS

Lignes électriques

Ligne électrique HT de 90 kilovolts
À Ploubezre (Côte-d'Armor), maison située à 5 m d'une ligne HT de 90 kV :
de 5 à 17,3 mG dans la maison, selon l'éloignement de la ligne.

Ligne HT enterrée
À Carrières-sur-Seine (Yvelines), projet d'atelier d'un peintre, ligne électrique HT enterrée dans la rue :
2 à 30 mG dans les locaux selon l'éloignement.

Maison à Caen
Ligne moyenne tension enterrée sous le trottoir :
1 à 3 mG au sous-sol,
1,5 à 4 mG au rez-de-chaussée,
0,8 à 1,2 mG au 1er étage,
0,5 mG au 2e étage,
0,3 mG au 3e étage.

Appartement à Rennes
Champ dû à la ligne de distribution EDF : 0,6 à 2,3 mG, selon l'éloignement.

Maison à Saint-Malo
Ligne de distribution 240/380V avec bouclage, personne très sensible aux CEM :
1 à 2 mG dans l'ensemble de la maison.

Quartier de Saint-Malo
0,5 à 3,3 mG près des lignes électriques 230/380 V à cause de bouclages.

Transformateurs

Hennebont (Morbihan)
Chambre au-dessus d'un transformateur EDF : 1,5 à 5,5 mG.

Angers
Appartement situé près d'un transformateur EDF :
270 mG au point le plus proche,
15 mG à 2 m,
2 mG à 4 m,
0,2 mG à 7 m.

Champs magnétiques

Betton (Ille-et-Vilaine)
Plancher chauffant électrique :
10 à 12 mG à 45 cm au-dessus du sol,
6 mG à 85 cm.

Le Vésinet (Yvelines)
7 à 21 mG à 1,7 m de hauteur au sous-sol à cause des ballasts ferromagnétiques.
Dans la cuisine située au-dessus, 35 mG au sol, 4,6 mG à 40 cm, 2,5 mG au niveau de la table.

Fouesnant (Finistère)
Lampe de chevet halogène (transformateur dans le pied) : champ magnétique de 3,5 mG à 50 cm, 80 mG à 10 cm.
Dans la chambre située près de la chaufferie, à l'emplacement du lit, lorsque la chaudière est en fonctionnement : champ magnétique de 5 mG à 1 mG, du côté le plus proche au côté le plus éloigné de la cloison.

Saint-Hilaire-du-bois (Maine-et-Loire)
Radiants de classe II :
1,1 mG et 10 V/m à 1 m,
7 mG et 21 V/m à 50 cm.

Le Perrier (Vendée)
Aquarium : 30 mG à 25 cm, 0,5 mG à 1,30 m

Saint Perreux
Maison avec distribution électrique en basse tension (12 V) :
1 mG à 1 m du transformateur,
1,5 à 2 mG (à 1,70 m du sol) sous les lampes halogènes branchées entre deux fils tendus.

Putot-en-Auge (Calvados)
Lit motorisé : 9 à 10 mG au centre du lit.

Dourdain (Ille-et-Vilaine)
25 mG au-dessus du lit électrique.
2 mG à 1,3 m du lave-vaisselle (en fonctionnement).

Pont-Péan (Ille-et-Vilaine)
Ioniseur : 10 mG à 30 cm, 0,5 mG à 1 m.
Ecran d'ordinateur : 2,2 à 2,3 mG à 50 cm.

A Bécherel (Ille-et-Vilaine)
Four à micro-ondes : 100 mG à 15 cm et 2 mG à 2 m.

Champs électriques

Vitré (Ille-et-Vilaine)
Réfrigérateur (non relié à la terre) : 120 V/m à 25 cm.
Éclairage halogène au plafond : 100 à 150 V/m à 1,75 m du sol.
Ordinateur (prise de courant sans borne de terre) : 120 V/m à 70 cm.
Lampe de bureau : 60 V/m à 50 cm.
Bureau : 40 à 50V/m à l'emplacement de la chaise.
Lit de la chambre d'enfant : 20 à 30 V/m à la tête du lit.
Cloison sur le côté du lit : 80 à 100 V/m.
Aquarium : 100 V/m à 30 cm.

A Dourdain (Ille-et-Vilaine)
200 V/m à 25 cm du réfrigérateur (pas de borne de terre à la prise de courant).

Ouilly-le-Tesson (Calvados)
Hotte : 150 V/m à 20 cm.
Réfrégirateur : 120 V/m à 20 cm.
Pas de connexion à la terre dans les deux cas.

Guidel (Morbihan)
Prise de terre de 247 ohms.
Congélateur : 50 V/m à 30 cm.
Chaîne hi-fi : 10 V/m à 1 m.

Vannes (Morbihan)
Maison solaire en terre et bois :
20 à 50 V/m au sol (plancher en bois),
1 à 8 V/m à une hauteur de 1 m,
15 à 30 V/m dans une partie du salon.
Chambre : 20 à 35 V/m à l'emplacement du lit.

Antony (Hauts-de-Seine)
Radiants de classe II : 100 V/m à 40 cm, 5 V/m à 1,5 m.
Lustre allumé : 100 V/m à 25 cm, 20 V/m à 1,30 m.
À la tête de lit d'un enfant : 55 V/m.

Bécherel (Ille-et-Vilaine)
Dans les trois chambres : jusqu'à 200 V/m au sol (plancher en bois), 40 à 50 V/m au-dessus des lits.

Synthèse des études épidémiologiques concernant la relation entre le risque de cancer et l'exposition aux champs électriques et magnétiques.

Champs électriques et magnétiques de 50 / 60 hertz : réel risque cancérogène ?

Cet article a déjà été publié dans *La Revue du Praticien – Médecine Générale,* n° 494 du 27 mars 2000. [Rev Prat MG (Paris), 2000 ; 14 : 633-6].

Par Roger Santini

☞ *Une étude sur deux montrerait une association significative entre l'exposition à un champ électrique ou magnétique de 50 / 60 Hz et l'apparition d'un cancer.*

Les êtres vivants sont le siège de courants électriques (enregistrables par électrocardiographie ou électro-encéphalographie), qui créent des champs magnétiques détectables au moyen de magnétomètres à SQUID (Super Conducting Quantum Interference Device) permettant d'étudier le fonctionnement d'organes tels que le cœur (magnétocardiographie) ou le cerveau (magnéto-encéphalographie). L'homme « fonctionne » donc à un certain niveau énergétique, toute perturbation de son environnement électromagnétique pourrait avoir des effets biologiques. Ces perturbations électromagnétiques peuvent être provoquées, pour les extrêmement basses fréquences (ELF, extremely low frequence : fréquence de 0,1 à 300 Hz) par des lignes de transport et de distribution du courant, des câblages électriques à l'intérieur des locaux, des transformateurs électriques, des appareils électroménagers… Partout où existe une puissance électrique, il se produit dans l'environnement un champ électrique et un champ magnétique. Le champ électrique résulte de la présence de charges électriques et s'exprime en volts par mètre (V/m). Le champ magnétique apparaît lorsqu'il y a passage du courant électrique (déplacement des charges) dans le conducteur ; sa valeur est fonction de l'intensité du courant et s'exprime en ampères par mètre (A / m) ou en d'autres unités : le milligauss (mG), le microtesla (μT) [1 A / m = 12,5 mG = 1,25 μT].

Le débat sur les effets biologiques des champs électriques et magnétiques a pris de l'ampleur aux Etats-Unis après la publication, en 1979, d'études associant la leucémie de l'enfant au fait de résider à proximité de lignes électriques. Depuis, de nombreux travaux ont confirmé ces premiers résultats. Les études les plus récentes, plus crédibles sur le plan expérimental, ont des résultats qui semblent confirmer l'augmentation des risques pour la santé, ce qui a conduit certains pays à prendre des mesures visant à protéger les plus faibles et particulièrement les enfants.

Études sur animaux : un lien évident

Plusieurs dizaines de publications sont consacrées aux risques de cancer liés à l'exposition aux extrêmement basses fréquences chez l'animal. Nombre de ces études mettent en évidence un lien avec le cancer. Chez la souris, les résultats font état d'initiation, d'accélération ou de promotion tumorale.

Des études récentes rapportent une augmentation significative du nombre de tumeurs mammaires chez des rates traitées par le DMBA (diméthylbenzantracène) si l'on associe à ce traitement un champ magnétique 50 Hz de 50 ou 100 µT, avec mise en évidence d'une relation dose / effet.

Chez le chien, il est observé une augmentation significative (risque relatif [RR] : 6,8 – intervalle de confiance [IC] : 1,6 – 28,5) du risque de lymphome chez les animaux vivant dans des maisons où le champ magnétique généré par les lignes électriques est supérieur ou égal à 2 mG (0,2 µT).

Risques de cancers chez l'enfant

C'est en 1979 que les premiers résultats mettant en évidence la possibilité d'un lien entre certains cancers de l'enfant et l'exposition résidentielle aux champs électriques et magnétiques générés par le réseau électrique ont été publiés. En 1994, une compagnie américaine d'électricité, la *Bonneville Power Administration* a fait paraître une analyse portant sur 14 études épidémiologiques traitant de ce sujet et référencées entre 1979 et 1993. Selon ce document, 8 de ces études (soit 57 %) notent une augmentation significative du risque de cancers (leucémies et tumeurs du cerveau) chez l'enfant exposé aux champs électriques et magnétiques de lignes électriques à haute et très hautes tensions proches de son domicile. Le risque relatif pour la leucémie de l'enfant est de 2, pour une exposition à un champ magnétique de 2 mG (0,2 µT) et atteint 5,1 pour une exposition à 5 mG (0,5 µT). Ce risque est en relation avec la présence de lignes électriques au-dessus des habitations et des écoles. Deux études publiées en 1997 font état chez l'enfant d'un risque significativement plus grand de leucémie pour un seuil de champ magnétique ELF supérieur ou égal à 2 mG ou supérieur ou égal à 3 mG.

Selon des travaux plus récents (1999) le risque de leucémie lymphoblastique aiguë chez l'enfant de moins de 6 ans au moment du diagnostic, augmente significativement si le champ magnétique ELF enregistré au domicile est supérieur ou égal à 1,4 mG (0,14 µT).

Le rôle joué par le champ magnétique ELF dans la leucémie de l'enfant dès la valeur de 10 V/m (RR : 2,86 – IC : 1,16 – 8) a été souligné récemment avec l'existence d'une relation de type dose / effet (pour un seuil supérieur ou égal à 20 V/ m, le risque relatif augmente et passe à 4,69).

Quelques scientifiques ont essayé d'estimer le risque cancérogène pour l'enfant exposé à des champs électriques et (ou) magnétiques de fréquences extrêmement basses (50 / 60 Hz) : 100 000 enfants exposés, 5 à 20 cancers supplémentaires surviendraient annuellement. En conséquence, si l'on prenait seulement en compte le doublement du risque de leucémie chez les enfants exposés, la suppression de ces expositions éviterait, annuellement, 1 cas de leucémie sur 70.

En France, plusieurs cas de leucémies d'enfants pourraient ainsi résulter de la seule présence de lignes électriques ou d'autres structures (transformateurs d'immeuble, électroménager...) générant un champ magnétique ELF, à proximité des lieux de vie (maisons, écoles...).

Expositions professionnelles

La majorité des études épidémiologiques recherchent une relation entre l'exposition aux champs électromagnétiques de 50 / 60 Hz sur les lieux de travail et certains cancers en privilégiant le rôle joué par le champ magnétique et, depuis peu, par le champ électrique ELF.

De 1979 à 1993 et selon la Bonneville Power Admistration, sur 79 publications référencées concernant les expositions professionnelles aux champs électriques et magnétiques ELF, 49 (soit 62 %) font état d'une augmentation significative du risque de cancers chez les travailleurs de l'électricité.

Depuis 1993, plusieurs travaux ont été publiés, mettant en évidence une augmentation significative :

- Du risque de leucémie chez les travailleurs de compagnies d'électricité (Hydro-Québec, Ontario Hydro, EDF) et chez les adultes exposés au travail et au domicile à un champ magnétique de 50 / 60 Hz supérieur ou égal à 2 mG (0,2 µT) ;
- Du cancer du sein chez les femmes travaillant dans les métiers de l'électricité ;

Téléphones cellulaires

Ils génèrent des hyperfréquences ou micro-ondes pulsées en fréquences extrêmement basses. Des risques cancérogènes sont également rapportés pour ce type de radiofréquence.

- Augmentation significative du risque de lymphome chez la souris (Repacholi MH et al. Radiat Res 1997 ; 147 : 631-40) et des cancers du sang chez les militaires (Szmigielski S. Scri Total Environ 1996 ; 180 : 9-17). Selon une étude suédoise récente, les utilisateurs de téléphones cellulaires présentent une augmentation de 2,4 fois, non significative (intervalle de confiance : 0,78-7,76) du risque de tumeurs temporales ou occipitales, du côté où est appliqué le téléphone (Hardelle L et al.Int J Oncol 1999 ; 15 : 113-6) et de cancer du cerveau pour les travailleurs exposés à un champ magnétique ELF ;
- Du cancer du pancréas chez les électriciens ;
- Du risque de leucémies (RR : 4,45 – IC : 1,01 – 19,7) chez les travailleurs d'Ontorio Hydro exposés à un champ électrique supérieur ou égal à 345 V / m (moyenne annuelle) avec l'existence d'une relation de type dose / effet pour le champ électrique ;
- Du risque de tumeurs du cerveau (RR : 3,08 – IC : 1,08 – 8,74) chez les travailleurs d'EDF exposés à un champ électrique supérieur ou égal à 387 V / m (moyenne annuelle) avec une relation dose / effet probable pour le champ électrique.

Une association significative dans plus d'une étude sur deux

Les études actuellement disponibles montrent que dans plus d'une étude sur deux, une association significative entre le champ magnétique et (ou) magnétique de 50 / 60 Hz et le cancer est mise en évidence. Cette constance de l'association (à la fois chez l'adulte, l'enfant et l'animal) si elle ne repose pas encore sur un mécanisme parfaitement connu, s'appuie sur des hypothèses plausible en particulier :

- Une diminution de la sécrétion de mélatonine par la glande pinéale, chez l'homme et l'animal, entraînant une réduction de ses effets oncostatiques et de son rôle de piège à radicaux libres ;
- Des perturbations du système immunitaire et en particulier une diminution des lymphocytes T chez l'animal et chez l'homme ;
- Des effets sur l'ADN cellulaire (ruptures) et sur se mécanismes de réparation ;
- Une augmentation de la formation de particules radioactives dérivées du radon sous l'influence du champ électrique ELF. Ces particules en se déposant dans les poumons après inhalation, sont susceptibles de se fixer dans l'organisme pour y induire diverses formes de cancers.

Il est observé chez l'homme et l'enfant, suivant le type de cancer étudié, un risque relatif **qui peut varier de 1,4 à 10,3** traduisant une force de l'association moyenne à forte. Certaines études récentes mettent en évidence une relation de type dose / effet établie ou probable avec le champ magnétique de fréquences extrêmement basses.

Récemment (1998) les scientifiques américains du *National Institue of Environnemental Health Sciences* (NIEHS) ont précisé que les champs électromagnétiques, tels ceux générés par les lignes électriques, doivent être considérés comme un possible agent cancérogène pour l'homme.

Adopter un comportement prudent

Au regard de ce qui précède, il convient d'adopter dès à présent un comportement basé sur le principe de précaution, visant à éviter les expositions prolongées aux champs électriques de 50 / 60 Hz, associé à la mise en œuvre de solutions techniques destinées à réduire les émissions de champs électromagnétiques au voisinage des populations. Les limites d'exposition du public ne devraient pas excéder 10 V/m pour le champ électrique et 2 mG (0,2 µT) pour le champ magnétique de 50 / 60 Hz, soit 500 fois moins que les valeurs actuelles tolérées. Les valeurs actuelles (5 000 V/m pour le champ électrique, 1000 mG pour le champ magnétique) sont inadaptées, car elles considèrent que le risque d'effets biologiques lors d'expositions de courte durée et ne prennent pas en compte les effets biologiques résultant d'une exposition chronique.

Il est urgent de suivre l'exemple des pays européens (Italie, grand-duché de Luxembourg, Suisse, Danemark, et Suède) qui ont pris des mesures et (ou) légiféré afin de réduire l'exposition aux fréquences extrêmement basses de leurs populations, par exemple :

- Création de couloir de ligne où toute activité humaine permanente est interdite ;
- Non délivrance de permis de construire sur les terrains situés sous les lignes électriques ;
- Évitement prudent pour les nouvelles lignes électriques des écoles, des centres de soins, des habitations ;
- Enfouissement des lignes électriques ;
- Limitation des émissions ELF des écrans vidéo à 2,5 mG pour le champ magnétique et 25 V/m pour le champ électrique.

Conclusion

Il importe que les niveaux d'exposition tolérés actuellement pour les populations (et les travailleurs) soient notablement réduites, non seulement pour les ELF, mais aussi pour d'autres fréquences, telles les hyperfréquences (900 et 1800 MHz) utilisées pour les téléphones cellulaires et leurs stations relais et pour lesquelles des effets biologiques sont également rapportées.

EN PRATIQUE

Les champs électriques et magnétiques de 50 / 60 Hz sont présents dans l'environnement des lignes électriques, des transformateurs électriques, des appareils électroménagers...

Les résultats d'études conduites chez l'animal font état d'initiation, d'accélération, ou de promotion tumorale.

Chez l'homme et l'enfant, les seuils du champ électrique et du champ magnétique pour l'augmentation du risque de cancer se situent à des valeurs 500 fois plus faibles que celles actuellement tolérées pour l'exposition de la population.

Plus d'une étude scientifique sur deux met en évidence une association significative entre champ le champ électrique et (ou) le champ magnétique de 50 / 60 Hz et le cancer.

Les champs électriques et magnétiques de fréquences extrêmement basses de 50 / 60 Hz doivent être considérés comme un possible agent cancérogène pour l'homme.

ADRESSES UTILES

(Répertoire classé par ordre numérique des départements)

Electriciens spécialistes ayant une bonne maîtrise des environnements électromagnétiques

Claude BOSSARD
4, rue de haute Bretagne
35380 TREFFENDEL

Tél./fax : 02 99 61 05 24

Courriel :
claudebossard@electromagnetique.com

Site internet :
www.electromagnetique.com

ALTERNATIF

Pierre JOANIN
155-157, cours Berriat
38000 GRENOBLE

Tél.. : 04 76 48 97 98
Fax : 04 76 84 91 99

Courriel : alternatif.elec@free.fr

Adresses d'électriciens expérimentés en électricité biocompatible, adhérents au réseau ALTERRELEC

GENTILI électricité
891, corniche Fahnestock
06700 St LAURENT-DU-VAR
Tél. : 04 93 24 26 90

Christian BATTAGLIA
Quartier les Sablas
07260 ROSIERE
Tél. : 04 76 34 89 88

Didier ANDRIEU
23, rue Victor Hugo
09300 LAVELANET
Tél./fax : 05 61 03 82 57
Courriel :
didier.andrieu@club-internet.fr

Hugues FRITSCHY
34, rue Gautherin
10000 TROYES
Tél. : 03 25 74 09 98

Lionel SAGOT
20, rue St Vigor
14280 AUTHIE
Courriel : sagl@free.fr

Michel BIOUX
Le Mesnil Levrault
14220 CURCY-SUR-ORNE
Tél. : 06 71 32 99 73

Patrice LE GAC
Le bourg
19160 CHIRAC-BELLEVUE
Tél./fax : 05 55 46 01 06
Courriel : patrice.le.gac@wanadoo

2B ÉLECTRICITÉ
Patrick PIASKOWSKI
Hameau de Piediquarcio
20240 VENTISERI
2b.electricite@wanadoo.fr

Alain NOLIN
Rue Rebourseau
21450 MAGNY-LAMBERT
Tél. : 03 80 93 23 40

A.J. ELEC
34, route de Norges
21490 BRETIGNY
Tél. : 03 80 76 50 65
aj.elec@wanadoo.fr

Habitat et Bien-être
Bruno ESNAULT
21200 MONTAGNY LES BEAUNE
Tél. : 03 80 24 19 22
contact@habitat-bien-etre.fr

EGN
Jeannot SCHMITT
21700 NUITS-SAINT-GEORGES
Tél. : 06 81 31 82 62
Courriel : Jeaco96@aol.com

François COSENTINO
Kerdaniou
22300 PLOUBEZRE
Tél. : 02 96 47 11 66

SARL Michel DESCHAMPS
6, av. Georges Pompidou
22120 YFFINIAC
Tél. : 02 96 72 61 31

LE FIL À PLOMB
Christian CHARUEL
Le Bourg 24330 BASSILLAC
Tél. : 05 53 54 55 98
ks@lefilaplomb.fr

IDELEC
Pascal LEPAGE
La Peyruge
24210 BARS
Tél./fax : 05 53 05 18 90

Robert GUYOT
11, Le Perroyer
25800 EPENOY
Tél. : 03 81 56 27 56
Fax : 03 81 56 33 99

TCE Jean-Yves BRELIVET
BP 4
Keregard Vras
29120 PLOMEUR
Tél. : 06 11 94 19 49
Fax : 02 98 82 08 63
Courriel : eurltce@wanadoo.fr

Joseph GAMALLO
19, route de Kerangaro
29950 CLOHARS -FOUESNANT
Tél. : 02 98 54 66 96

Jean-François COLCANAP
Lezoen - La Villeneuve
29640 PLOUGONVEN
Tél. : 02 98 78 67 09
Fax : 02 98 78 70 37

Michel COLIN
Kervandalen Vian
29930 PONT-AVEN
Tél./fax : 02 98 09 16 08

SARL QUIVIGER POULIQUEN
8, rue Audrel de Kerdrel
29870 LANNILIS
Tél. : 06 74 58 03 78

Olivier PONS
Route de Salinelles
30250 ASPERES
Tél. : 06 66 80 02 08
Courriel : olpons@club-internet.fr

Rémi SCHULTZ
27, rue de la République
31300 TOULOUSE
05 61 42 94 23

Christian FOURNIER
Rue de la poste
32386 ST CLAR
Tél. : 05 62 66 41 12

DUNE ELEC
Frédéric MEUNIER
6, av. de l'anse Claouey
33950 LÈGE CAP FERRET
Tél. : 05 56 60 20 51
Courriel :
gaillard.patricia@aliceadsl.fr

REPABAT
Patrice REBIERE
34, rue de Verdun
33000 BORDEAUX
Tél. : 06 77 75 21 29
Courriel : repabat@free.fr

EMRENN
Eric LEMEUX
et Christophe OUAIRY
2, rue de la Source
35320 LA COUYERE
Tél. : 02 99 43 15 07 /02 99 04 09 31

Patrick COLLET
1, rue de la Perrière
35160 LE VERGER
Tél./fax : 02 99 07 45 77
Courriel : eurl.pce@wanadoo.fr

Christian COUTURAUD
60, rue Pavie
35134 RETIERS
Tél. : 02 99 43 50 42
Courriel :
contact@chauffagecouturaud.com

Ets ROUSSEL
Electricité Plomberie-Chauffage
13, rue d'Ouessant
35760 St-GREGOIRE
Tél. : 02 99 68 86 56
Fax : 02 99 23 18 59

SARL ROGER
Le Rocher
35440 GUIPEL
Tél. : 02 99 69 77 32

Alix CARISSAN
29, rue de Rennes
35590 L'HERMITAGE
Tél. : 02 99 64 11 44
Fax : 02 99 78 60 50

BOURGIN SA
10, rue Arago
42100 St ETIENNE
Tél. : 04 77 25 01 70
fax : 04 77 41 52 40

Arthur BOUCHER
Zone Artisanale
44590 DERVAL
Tél. : 02 40 07 00 73
fax. : 02 40 28 90 82
Courriel : boucher2@wanadoo.fr

Laurent CRUBILIE
Tél. : 06 16 11 13 39
laurent@crubilie.fr.st

Bertrand GUIHO
26, route de la Chesnaie
44530 St GILDAS-DES-BOIS
Tél./fax : 02 40 01 44 07

NATURELEC
14, av. de l'Europe
P.A. les Petites Landes
44470 THOUARE/S/LOIRE
Tél./fax : 02 40 72 72 20

SARL Julien BOISSEAU
3, imp. des frères Lumière
45700 VILLEMANDEUR
Tél. :02 38 93 38 89
fax : 02 38 98 04 25

LASSEUX Entreprise
La Petite Noue
49150 St MARTIN D'ARCE
Tél. : 02 41 89 26 03
fax : 02 41 89 12 77

SARL MARSOLLIER
124, Bd des Loges
53940 St BERTHEVIN
Tél. : 02 43 68 17 61
fax : 02 43 68 37 69

Jean-Patrick DEHE
30, rue de Gorze
54 530 ARNAVILLE
Tél. : 03 83 81 74 31

Joël LEQUY
12, lot des côteaux de la Louvière
55100 HAUDAINVILLE
Tél. : 03 29 83 73 51

LIBRELEC
17, rue de Nantes
56130 LA ROCHE BERNARD
Tél. : 02 99 90 63 66
fax : 02 99 90 67 09
Site internet : www.librelec.fr

Pascal RICCO
La Ville Germe
56460 SERENT
Tél./fax : 02 97 74 93 44

SAINE-ELEC Denis GRAIN
St Pabut de Brambien
56220 PLUHERLIN
Tél. : 02 97 43 34 59
Courriel : saine-elec@orange.fr

Michel LE VIGOUROUX
Lohenven
56400 PLOUGOUMELEN
Tél. : 02 97 57 90 26
06 08 23 00 51

Jean-Luc HASCOËT
10, rue des Grillons
56280 LARMOR PLAGE
Tél./fax : 02 97 65 42 16

Didier GUIFFAUT
22, rue Jean Le Vuillant
56100 LANESTER
Tél. : 02 97 89 07 96

Guy CRESPEL
2, rue des Bandes Mavieux
56460 LA CHAPELLE CARO
Tél./fax : 02 97 74 71 71

D.E.T.E.G.
Electricité photovoltaïque
39-41, rue de l'Yser
59200 TOURCOING
Tél. : 03 20 25 12 03
mobile : 06 70 77 05 11
fax : 03 20 48 09 05
Courriel :
Pascal.Bailleul4@wanadoo.fr

Lucien MELIK HOVSEPIAN
6, route du Ver
hameau de Loisy
60950 ERMENONVILLE
Tél. : 03 44 60 38 07

Serge CROISÉ
La Cour Chalmel
61600 MAGNY LE DESERT
Tél. : 02 33 37 03 67
Courriel : croise.elec@wanadoo.fr

Yves CELLIER
20, rue des écoles
63720 LES MARTRES/MORGE
Tél. : 04 73 97 01 63
Courriel :yvesjean.cellier@laposte.net

Christophe PEREZ
31, rue du parc
66610 VILLENEUVE de La Riviere
Tél./fax : 04 68 92 17 48
Courriel :carine.derozier@wanadoo.fr

Luc KASTLER
102, rue de Bâle
67000 STRASBOURG

F.R. ELEC
Frédéric VLACICH
73270 VILLARD-SUR-DORON
Tél. : 04 79 38 07 04

SARL MUGNIER Elec
Rue des prés Vignan
ZI de Bracôts
74890 BONS-EN-CHABLAIS
Tél. : 04 50 36 11 94

Beaugeard Electricité Nature
La Côte
74210 MONTMIN
Tél. : 04 50 60 42 77
Courriel : Beaugeardelec@aol.com

SDI Bachir BELLILI
25, rue Lacepede
75005 PARIS
Tél./fax : 01 47 07 75 16
Courriel : sdi05@free.fr

Daniel TABARY
21, rue des religieuses
77760 AMPONVILLE
Tél. : 01 60 74 70 17
Courriel : 016074@free.fr

Alternativ'élec
La Bouyaya
81800 COUFFOULEUX
Tél. : 05 63 33 78 96

SOLENA EURL - Eric Grudet
Electricité Plomberie Energie Solaire
Barthefolle
82300 CAUSSADE
Courriel : solena82@free.fr

CALECTRO Didier Calcaterra
5, ch. des moques tonneaux
91540 ORMOY
Tél./fax : 01 69 90 93 58
Courriel : calectro@wanadoo.fr

Marc BALEY
9, rue des Processions
91240 St MICHEL-EN-ORGE
Tél. : 01 64 49 01 71

Spécialisation diagnostics CEM en élevages

Luc LEROY
Diagnostics en élevages
Le Moulin des Vallées
35750 St MALON –SUR-MEL
Tél./fax : 02 99 07 51 33

Mesures, diagnostic, études, assistance technique

Gilles PERROUX
5A, rue de l'hôpital
56890 St AVE
Tél./fax : 02 97 60 89 62
Courriel : gilles.perroux@wanadoo.fr

Economies d'énergie

Jean-Paul BLUGEON
La maison du Soleil MER 17
12, rue de la Mauratière
17300 ROCHEFORT
Tél./fax : 05 46 99 18 38
Courriel : MER17-jpb@tele2.fr

Bibliographie

L'habitat-sain -électrosmog-
de J.M. DANZE, P. LE RUZ, M. BOUSQUET, B. LOUPPE ;
Ed. Marco Pietteur, collection Résurgence

Guide pratique européen des pollutions électromagnétiques de l'environnement
de Roger SANTINI, Jean-Marie DANZE
éd. Marco Pietteur, collection « Résurgence »

Ces ondes qui tuent, ces ondes qui soignent
de Jean-Pierre LENTIN
éd. Albin Michel.

Téléphones cellulaires DANGER ?
De Roger SANTINI
éd. Marco Pietteur, collection « Résurgence », 1998

Votre GSM, votre santé : on vous ment !
Dr R. Gautier, Dr P. Le Ruz, Pr D. Oberhausen, Dr R. Santini
éd. Marco Pietteur, collection « Résurgence », 2004

Guide de l'habitat Sain,
(L'impact des nuisances de l'environnement sur la santé)
Des Docteurs en médecine Suzanne et Pierre DEOUX
éd. : Medieco

L'homme électromagnétique,
de Cyril SMITH et Simon BEST
éd. Marco Pietteur, réédition, mise à jour, 2002

Science et Avenir, mai 2002 (N° 2 667, épuisé)
dossier : « les champs magnétiques perturbent notre santé »

NOTES

NOTES

Nouvelle parution, chez le même éditeur

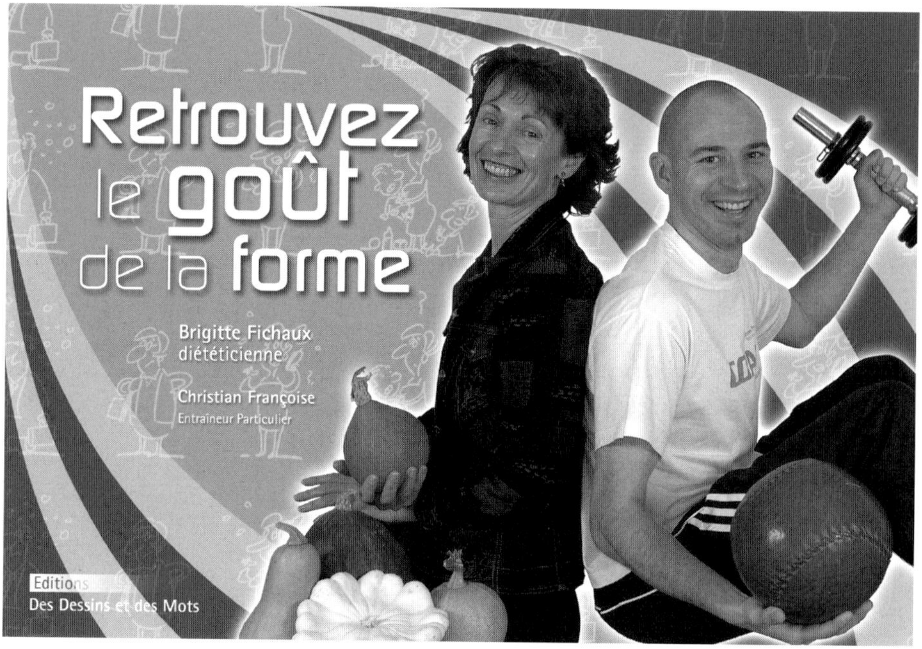

Quand une diététicienne rencontre…

Dans un esprit ludique et avec un brin d'humour, Brigitte Fichaux nous invite à mettre en pratique **des conseils diététiques très concrets** pour apprendre à modifier notre alimentation, concevoir des recettes et des menus.

Un coach sportif

Pour conserver ou retrouver la forme, ces recommandations alimentaires sont alliées à **des exercices physiques revitalisants**, proposés par Christian Françoise. Les auteurs nous présentent plus particulièrement, sous forme de programme hebdomadaire adapté, **quatre profils le plus souvent rencontrés dans leur pratique respective** : de la femme hyper-active stressée, à l'homme actif en surpoids.

Les auteurs : Brigitte Fichaux, diététicienne « gourmande » est l'auteur de nombreux ouvrages : *Bien manger c'est facile et c'est pas triste, La nouvelle cuisine familiale, Maîtrisez votre cholestérol…* **Christian Françoise**, coach sportif pour particuliers et spécialiste en suivi individuel. Il propose depuis plusieurs années sa méthode de remise en forme.

Des dessins humoristiques de **Bélom** agrémentent les exercices et les conseils.

Prix : 15,90 euros

CHEZ LE MÊME EDITEUR
En vente par correspondance

Éditions Des Dessins et des Mots, Kerignan 29380 Bannalec
Frais de port : 2,5 € par exemplaire

Bien manger c'est facile et c'est pas triste
Passionnée de cuisine, enseignante dans l'âme et diététicienne « gourmande » Brigitte Fichaux convie les lecteurs à réapprendre à bien manger, sans frustration ni déplaisir et avec bon sens. Elle présente également des conseils très pratiques pour apprendre à s'organiser au quotidien, des menus équilibrés en toutes circonstances... De nombreuses recettes simples illustrent la théorie.
Auteurs : Brigitte Fichaux, et dessins de Bélom
160 pages, format : 15 sur 17 cm, 15 €.

Bien vieillir c'est possible !
Le livre raconte, à travers de multiples anecdotes et témoignages recueillis auprès de « vrais vieux » dans toute la France, pourquoi et comment il est possible d'atteindre 100 ans et plus, sans devenir une épave ou un boulet.
Auteurs : Jacques Huguenin et dessins de Bélom
160 pages, 15 €.

L'agriculture bio se dessine
Le livre présente l'agriculture biologique au travers de témoignages de producteurs, d'un médecin, d'une diététicienne. Le tout est illustré par des dessins humoristiques souvent caustiques.
Auteurs : producteurs biologiques, Dr Alain Le Goff et Brigitte Fichaux
100 pages, 7,50 €.

Conseils à Gogo

Un pamphlet contre l'élevage intensif, l'économie productiviste, les décideurs corrompus... Ce monde peu respectueux de l'homme nous est brossé par un lascar à la verve corrosive !!!
35 conseils du tonton d'Amérique sont présentés. Ainsi on y apprend comment produire plus, comment préparer l'avenir du cochon, comment jouer en bourse...
Auteurs : Jean Kergrist et dessins de Nono
144 pages, 13 €.

Palette gourmande de coquillages

Pour découvrir les mille et une façons de cuisiner les coquillages, cet ouvrage propose une sélection de 76 recettes naturelles, iodées, conviviales et simples à réaliser. Pour le régal des yeux, les recettes sont agrémentées d'une palette subtile d'aquarelles, hautes en couleurs.
Auteurs : Christiane Guarc'h et des aquarelles de Béatrice Giffo
144 pages (couverture cartonnée), 22 €.

Généraliste et fier de l'être

Une chronique authentique, informative et truffée d'un humour subtil et généreux. L'auteur relate ainsi, avec authenticité et humour, la triple mission qu'il exerça de 1951 à 1986 : généraliste médical en milieu rural, généraliste social, et homme de cœur.
Auteur : Docteur Edmond Rébillé
348 pages, 23 €.

Barouf en campagne

Avec sa verve caustique habituelle Jean Kergrist raconte, au travers de 6 nouvelles inédites comment : veaux, cochons, préfets, raveurs, échangistes... aménagent le territoire, balayant les amants de Vérone. Les incinérateurs crachent leur nuit des longues cheminées. Les aveugles ne sont pas ceux qu'on croit. Ces quelques histoires cruelles pour nous faire réfléchir sur l'actualité sous un angle plus souriant.
Auteur : Jean Kergrist
128 pages, 13 €.

Les carnets de Jojo en Finistère et Morbihan

Un guide touristique hors des sentiers battus. Le lecteur y découvre une série de 10 circuits hors des sentiers battus, à contre-courant des guides traditionnels. Une autre façon de voir la Bretagne !
Auteurs Gurvan Musset, Didier Le Gorrec, dessins de Gégé
192 pages, 18 €.

Tara et le Kikalaopatapoutouf

Une petite fille vient d'être punie car elle vient de casser un vase en deux mille morceaux. Une main, que la petite fille nomme : Le Kikalaopatapoutouf, apparaît. Un dialogue savoureux s'en suit, un mélange de drôlerie et de tendresse. Série, pour les 4 -7 ans.
Auteurs : Frédéric Faragorn et dessins de Thierry Nouveau.
32 pages (couverture cartonnée), 12 €.

L'impression de cet ouvrage a été réalisée par
L'imprimerie Jouve
1 r Dr Louis Sauvé - 53100 Mayenne - France

Pour le compte des Editions
Des Dessins et des Mots
Kerignan
29380 Bannalec
Tél. : 02 98 35 40 56

Maquette :
Isabelle Colas-Chevalier - Pêcheur de lune
5 rue de l'île Drenec - 56610 Arradon - Tél. : 02 97 44 86 30

Dépôt légal octobre 2006
Achevé d'imprimer en septembre 2006

ISBN : 2-915050-18-X
EAN : 9782915050189